器官·疾病比较图谱

脑血管比较图谱

主　编　王廷华　闵晓黎　白　雪

科 学 出 版 社

北 京

内 容 简 介

本书系"器官·疾病比较图谱"中的一个分册,分为三篇:第一篇系统介绍SD大鼠、树鼩、恒河猴与人的正常脑血管解剖学、组织学及影像学;第二篇介绍脑血管疾病动物模型制作,包括SD大鼠蛛网膜下腔出血模型、缺血再灌注损伤模型及树鼩脑缺血模型的制作;第三篇以病例形式介绍脑血管相关疾病,包括颈内动脉瘤、大脑前动脉瘤、前交通动脉瘤、大脑中动脉瘤、椎-基底动脉瘤、多发性颅内动脉瘤、动静脉畸形及瘘、急性缺血性卒中与动脉狭窄等。

本书以图为主,配以适量文字,形象、直观,可供临床医生、医学或动物学科研和教学人员参考。

图书在版编目(CIP)数据

脑血管比较图谱/王廷华,闵晓黎,白雪主编.—北京:科学出版社,2018

(器官·疾病比较图谱)

ISBN 978-7-03-059450-1

Ⅰ.①脑… Ⅱ.①王…②闵…③白… Ⅲ.①脑血管-人体解剖学-图谱 Ⅳ.① R322.8-64

中国版本图书馆 CIP 数据核字(2018)第 255407 号

责任编辑:沈红芬/责任校对:张小霞
责任印制:赵 博/封面设计:黄华斌

科 学 出 版 社 出版
北京东黄城根北街16号
邮政编码:100717
http://www.sciencep.com

北京画中画印刷有限公司 印刷
科学出版社发行 各地新华书店经销
*

2018年10月第 一 版 开本:787×1092 1/16
2018年10月第一次印刷 印张:14 1/2
字数:330 000
定价:128.00元
(如有印装质量问题,我社负责调换)

"器官·疾病比较图谱"编审委员会

《脑血管比较图谱》编写人员

主　编　王廷华　闵晓黎　白　雪
副主编　苏　平　郭西良　曹　毅　何秀英　邹智荣　廖承德
编　者　(按姓氏汉语拼音排序)

艾蓉蓉[1]	白　雪[2]	曹　毅[3]	柴一峰[4]	陈　娟[5]	但齐琴[6]
范　艳[7]	郭西良[8]	何　蕊[9]	何秀英[6]	黄　金[9]	黄　强[6]
江　亚[7]	金　源[7]	李光宁[10]	李宇铠[7]	李玉芝[11]	廖承德[12]
刘　飞[6]	刘　佳[7]	刘文科[6]	吕龙宝[13]	马　征[7]	马英文[14]
闵晓黎[3,15]	牛瑞泽[7]	庞江霞[16]	曲艳津[17]	苏　平[18]	孙　俊[7]
孙中武[19]	佟　靓[1]	王　磊[6]	王海明[1]	王杰栋[20]	王清范[21]
王庆军[22]	王廷华[6,7]	王洋洋[6]	吴玉秋[23]	夏庆杰[6]	邢如新[24]
熊柳林[6]	徐　杨[6]	徐建国[6]	徐西元[22]	徐向青[25]	杨　康[1]
杨　觅[24]	杨朝新[7]	杨新忠[26]	游　潮[6]	郁金泰[27]	曾　静[1]
张　飘[7]	张　祥[7]	张　璇[11]	张　瑜[1]	张兰春[7]	张美云[28]
张树泉[22]	张泽靖[1]	赵德语[4]	赵晓明[29]	邹　明[30]	邹智荣[7]

编者单位

1　云南省精神病医院	11　济宁市第一人民医院
2　西南医科大学附属中医医院	12　云南省肿瘤医院
3　昆明医科大学第二附属医院	13　中国医学科学院昆明动物研究所
4　枣庄市中医医院	14　济南市第四人民医院
5　上海市浦东新区人民医院	15　云南中医学院
6　四川大学华西医院	16　包头市中心医院
7　昆明医科大学	17　天津市中医药研究院附属医院
8　安徽省第二人民医院	18　昆明医科大学附属甘美医院
9　昆明医科大学第一附属医院	19　安徽医科大学第一附属医院
10　广州市花都区人民医院	20　遵义医学院

21 诸城市人民医院   26 天津市第三中心医院

22 泰安市中医医院   27 青岛市市立医院

23 天津市第一医院   28 天津市人民医院

24 浙江大学医学院附属第四医院   29 四川大学

25 山东中医药大学附属医院   30 天津医科大学总医院

前　　言

　　大脑是执行人体功能的中枢，脑的血液供应为行使脑功能提供了物质基础。脑组织由四条大动脉供血，即左、右两条颈内动脉构成的颈内动脉系统和左、右两条椎动脉构成的椎-基底动脉系统。脑部血液供应量80%～90%来自颈内动脉系统，10%～20%来自椎-基底动脉系统。脑组织的动脉系统若出现血管破裂出血或血栓形成，则可引起以脑部出血性或缺血性损伤症状为主要临床表现的、严重威胁人类健康的重大疾病——脑血管疾病，又称脑血管意外或脑卒中。随着我国人口老龄化程度的增加，脑血管疾病的发病率逐年上升，已成为人类三大死亡原因之首。脑血管疾病通常发病急，病情凶险，重者可致意识障碍、危及生命，轻者经抢救虽可脱险，但常遗留口眼歪斜、言语不利及肢体瘫痪等后遗症，严重影响患者工作和生活，给家庭及社会带来沉重的负担，因此加强脑血管疾病基础与临床整合，不断提高脑血管病防治水平具有重要的现实意义。

　　《脑血管比较图谱》系"器官·疾病比较图谱"中的一个分册，全书共分为三篇。第一篇介绍SD大鼠、树鼩、恒河猴与人的正常脑血管解剖学、组织学及影像学；第二篇介绍脑血管疾病动物模型制作，包括SD大鼠蛛网膜下腔出血模型、缺血再灌注损伤模型及树鼩脑缺血模型的制作；第三篇以病例形式重点介绍人的脑血管疾病，包括颈内动脉瘤、大脑前动脉瘤、前交通动脉瘤、大脑中动脉瘤、椎-基底动脉瘤、多发性颅内动脉瘤、动静脉畸形及瘘、外伤性颈内动脉海绵窦瘘、急性缺血性卒中与动脉狭窄及闭塞。本图谱聚焦人类脑血管疾病，同时介绍了基础医学实验研究需参考的SD大鼠、树鼩和恒河猴脑血管的相关解剖学、组织学与影像学特点，以及动物模型制作方法，充分体现以临床器官、疾病为核心，涵盖基础到临床的整合教程理念，便于从事基础医学教学和研究的人员了解临床信息，临床医生了解更多的基础医学信息，达到基础与临床交融、相依共进的目的。

　　本图谱兼顾实用性和创新性，在提供大量不同层面图片的同时，配以文字说明，能给读者带来视觉冲击，形成深刻印象，利于记忆。本书可供临床医生、医学或动物学科研和教学人员参考。

编　者

2018年8月

目　　录

第一篇

正常脑血管解剖学、组织学及影像学
（SD大鼠、树鼩、恒河猴与人）

第一章 正常脑血管解剖学

第一节 SD大鼠脑血管解剖学

SD大鼠前脑与人大脑动脉供血基本相似，颈内动脉和椎动脉在下丘脑周围形成完整的基底动脉环，由基底动脉和颈内动脉在前脑主要发出大脑前动脉、大脑中动脉和大脑后动脉。其中，大脑前动脉发出后向前和向后上方走行进入大脑纵裂，分支主要分布于大脑半球内侧面。大脑中动脉发出后绕过大脑半球下缘约前中1/3交界处进入大脑半球背外侧面，分支分布于大脑半球背外侧面。大脑后动脉从基底动脉末端发出后走向背侧，主要分布于大脑半球后部。大脑前动脉、大脑中动脉和大脑后动脉的末端尚有侧支吻合（图1-1-1～图1-1-5）。

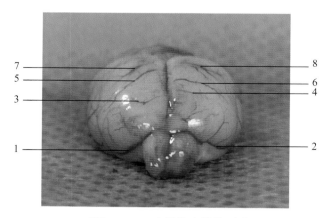

图1-1-1 SD大鼠脑血管前面观

1、2.额底外侧动脉basolateral frontal artery   3、4.中央前沟动脉artery of precentral sulcus
5、6.中央沟动脉artery of central sulcus   7、8.中央后沟动脉artery of postcentral sulcus

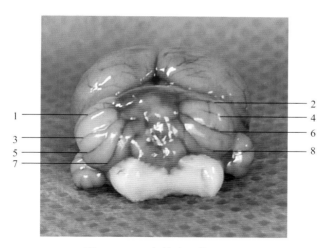

图1-1-2　SD大鼠脑血管后面观

1、2.小脑上动脉外侧支 lateral branch of superior cerebellar artery（SCA）　　　3、4.小脑上动脉中间支 intermedial branch of SCA

5、6.小脑上动脉内侧支 medial branch of SCA　　　7、8.小脑蚓支 cerebellar vermis branch

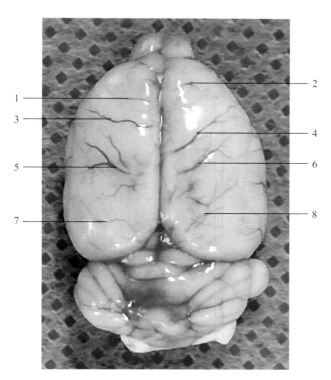

图1-1-3　SD大鼠脑血管上面观

1、2.中央前沟动脉 artery of precentral sulcus　　　3、4.中央沟动脉 artery of central sulcus

5、6.中央后沟动脉 artery of postcentral sulcus　　　7、8.角回动脉 artery of angular gyrus

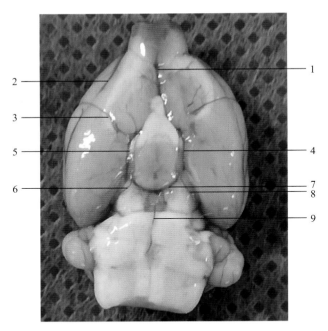

图1-1-4　SD大鼠脑血管下面观

1.大脑前动脉 anterior cerebral artery
2.额底外侧动脉 basolateral frontal artery
3.大脑中动脉 middle cerebral artery
4、5.颈内动脉 internal carotid artery
6、8.大脑后动脉 posterior cerebral artery
7.后交通动脉 posterior communicating artery
9.基底动脉 basilar artery

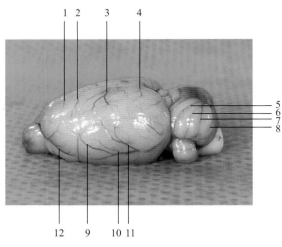

图1-1-5　SD大鼠脑血管侧面观

1.中央前沟动脉 artery of precentral sulcus
2.中央沟动脉 artery of central sulcus
3.中央后沟动脉 artery of postcentral sulcus
4.角回动脉 artery of angular gyrus
5.小脑上动脉外侧支 lateral branch of SCA
6.小脑上动脉中间支 intermedial branch of SCA
7.小脑上动脉内侧支 medial branch of SCA
8.小脑蚓支 cerebellar vermis branch
9.颞叶前动脉 anterior temporal artery
10.颞叶中动脉 middle temporal artery
11.颞叶后动脉 posterior temporal artery
12.额底外侧动脉 basolateral frontal artery

第二节　树鼩脑血管解剖学

树鼩是一种小型哺乳动物。树鼩的大脑发达，与灵长类动物的大脑比较相似。在神经科学研究中，树鼩也因此被认为是一种比大、小鼠更优，比非人灵长类更实用的模式动物。树鼩的脑部血供十分丰富，由颈内动脉系和椎-基底动脉系供血。颈内动脉系和椎-基底动脉系在树鼩脑底部形成完整的、对称的动脉环，由颈内动脉、大脑前动脉、前交通动脉、后交通动脉、大脑后动脉和基底动脉组成（图1-1-6～图1-1-10）。

颈内动脉在行近脑底部时，先向后发出一粗大的后交通动脉，再向前行1.5～2.4mm分为大脑前动脉及大脑中动脉两个分支。

后交通动脉：长2.3～2.6mm，口径160～314μm，连于颈内动脉和大脑后动脉之间。自颈内动脉发出后，垂直或稍弯曲向后行，在距中线1.5～1.8mm处，与大脑后动脉相吻合。在和大脑后动脉相吻合前80～500μm处，向外发出一粗大的（150～300μm）脉络膜动脉。后交通动脉从内侧和外侧发出许多小支分布于邻近结构。由于后交通动脉的口径与大脑后动脉相近，所以颈内动脉系和椎-基底动脉系有足够通畅的吻合血管。树鼩脑的颞极及颞部的下缘向中线靠近，覆盖了后交通动脉，必须切除该部脑组织才能暴露后交通动脉。

大脑前动脉及前交通动脉：大脑前动脉在向前行1.4～1.5mm处发出一正中支，可称为前交通动脉，然后沿大脑纵裂的下缘稍外向前行，发出分支供应额部的下面及嗅脑。前交通动脉与对侧的同名支成120°的角吻合，吻合后组成大脑前总动脉分支供应大脑内侧面，其末支还供应大脑背外侧面的上后部。前交通动脉长1.5～1.6mm，口径多数在150～250μm，为大脑前动脉口径的75%～85%。因此，左、右颈内动脉也有足够大的吻合支沟通。左、右前交通动脉口径大致相似。

大脑中动脉：大脑中动脉口径和大脑前动脉近似或稍细，向前外行经脑额部时，刚好对着眶内侧壁的中分稍后。由于大脑中动脉在颞骨段有弯曲，线栓制作脑缺血模型有一定难度，故常常采用大脑中动脉结扎或烧灼造成脑部分缺血，可经眶内侧壁或颞部开颅暴露大脑中动脉进行该手术。大脑中动脉发出分支供应脑颞部及枕部下面，向后外行供应脑的背外侧面下部中分。

大脑后动脉：基底动脉在脑桥上缘近中线处分为口径大致相似（190～300μm）的大脑后动脉。大脑后动脉向外行1.5～1.8mm与后交通动脉构成100°左右角的吻合。因此，可将大脑后动脉分为与后交通动脉吻合前的内侧段及吻合后的外侧段。内侧段的口径常较外侧段稍细或与其近似。大脑后动脉内侧段向前发出许多小支供应中脑及间脑，外侧段发出分支供应脑颞部的下面及枕部。

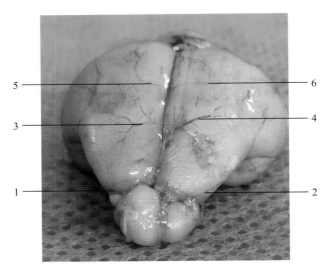

图1-1-6　树鼩脑血管前面观

1、2.额底外侧动脉 basolateral frontal artery　　　3、4.中央前沟动脉 artery of precentral sulcus
5、6.中央沟动脉 artery of central sulcus

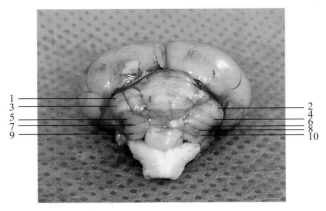

图1-1-7　树鼩脑血管后面观

1、2.小脑上动脉外侧支 lateral branch of SCA　　　3、4.小脑上动脉中间支 intermedial branch of SCA
5、6.小脑上动脉内侧支 medial branch of SCA　　　7、8.小脑蚓支 cerebellar vermis branch
9、10.小脑下后动脉 posterior inferior cerebellar artery

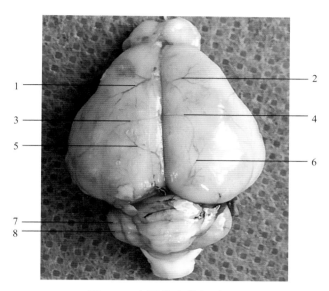

图1-1-8　树鼩脑血管上面观

1、2.中央前沟动脉 artery of precentral sulcus　　　　　3、4.中央沟动脉 artery of central sulcus
5、6.中央后沟动脉 artery of postcentral sulcus　　　　　7.小脑上动脉外侧支 lateral branch of SCA
8.小脑上动脉中间支 intermedial branch of SCA

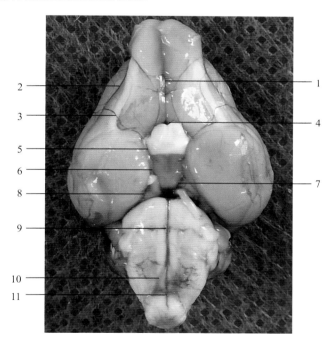

图1-1-9　树鼩脑血管下面观

1.大脑前动脉 anterior cerebral artery　　　　　　　　2.额底外侧动脉 basolateral frontal artery
3.大脑中动脉 middle cerebral artery　　　　　　　　　4.前交通动脉 anterior communicating artery
5.颈内动脉 internal carotid artery　　　　　　　　　　6.后交通动脉 posterior communicating artery
7.小脑上动脉 superior cerebellar artery　　　　　　　　8.大脑后动脉 posterior cerebral artery
9.基底动脉 basilar artery　　　　　　　　　　　　　　10.椎动脉 vertebral artery
11.脊髓前动脉 anterior spinal artery

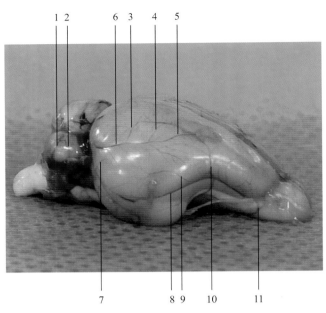

图1-1-10　树鼩脑血管侧面观

1. 小脑上动脉中间支 intermedial branch of SCA
2. 小脑上动脉外侧支 lateral branch of SCA
3. 额中间内侧动脉 mediomedial frontal artery
4. 中央旁动脉 paracentral artery
5. 楔前动脉 precuneal artery
6. 大脑中动脉 middle cerebral artery
7. 角回动脉 artery of angular gyrus
8、11. 额底外侧动脉 basolateral frontal artery
9. 颞叶后动脉 posterior temporal artery
10. 颞叶前动脉 anterior temporal artery

第三节　恒河猴脑血管解剖学

　　恒河猴大脑动脉环的结构与人的基本相似，存在后交通动脉，但大脑前动脉合并为单支大脑前总动脉，左、右大脑前动脉间不存在前交通动脉（图 1 -1-11 ～图 1-1-14）。

　　颈部动脉：左侧颈总动脉发自头臂总干，右侧颈总动脉发自类似人类的头臂干。颈总动脉全长无分支，且末端的分支较高，分叉为颈内动脉和颈外动脉。颈外动脉分两支，其中一支向前发出，另一支在颈内动脉后方垂直向后发出。

　　颈内动脉：由颈总动脉分支，于颈外动脉的内后方向上走行，颈内动脉的近端部分可见轻微扩张，类似于人类的颈动脉球窦部，但随后保持均匀口径直到其最远端，颈内动脉颅内段走行弯曲较人类简单，可见两个弯曲，在第二个弯曲后可见后交通动脉。颈内动脉末端向前外侧弯曲走行一短距离后分为大脑前动脉和大脑中动脉。

　　大脑中动脉：大脑中动脉是颈内动脉的一个主要终端分支，与大脑前动脉相比更粗大；呈曲线向后外侧延伸至对应的近似岛叶皮质的位置发出两支，随后发出各皮质支遍布于脑表面。

　　大脑前动脉：大脑前动脉是颈内动脉的另一个主要终端分支。近端部分，按照人类大脑前动脉的形态被称为A1段，横向内侧走行。与人类相似，两侧大脑前动脉是成对的，但在中线部左、右大脑前动脉汇合成一条大脑前总动脉，随后垂直向上后方走行于纵裂，但无前交通动脉。

后交通动脉：后交通动脉起自颈内动脉，延续至大脑中动脉前方，是颈内动脉与大脑后动脉的连接动脉，是颈内动脉系与椎-基底动脉系的吻合支。

大脑动脉环：大脑动脉环的血液来自两侧颈内动脉和两侧椎动脉合并的基底动脉，经两侧大脑前动脉汇合成单支大脑前总动脉，并由两侧的后交通动脉将其连接起来，形成一个连通的动脉环。动脉环由两侧大脑前动脉起始段、两侧颈内动脉末端、两侧后交通动脉和两侧大脑后动脉起始段共同组成。此环使两侧颈内动脉系和两侧椎-基底动脉系互相交通。

椎动脉、基底动脉：椎动脉自锁骨下动脉，穿颈椎横突孔上行，整个过程中椎动脉形成较多的小弯曲向上走行，经枕骨大孔入颅腔。两侧椎动脉汇合成一条基底动脉，其终末分出左、右大脑后动脉，行向外侧，向下侧绕外走行。

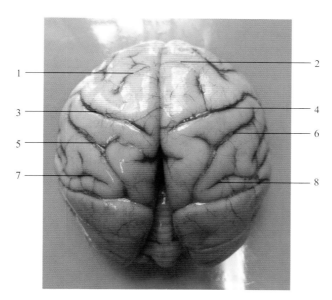

图1-1-11　恒河猴脑血管上面观

1、2.中央前沟动脉 artery of precentral sulcus　　3、4.中央沟动脉 artery of central sulcus
5、6.中央后沟动脉 artery of postcentral sulcus　　7、8.角回动脉 artery of angular gyrus

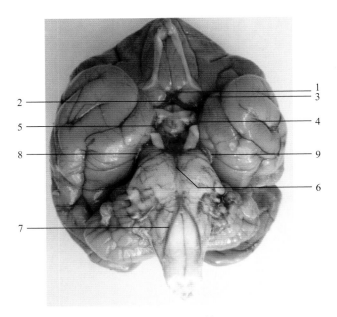

图1-1-12 恒河猴脑血管下面观

1. 大脑前动脉 anterior cerebral artery
2. 前交通动脉 anterior communicating artery
3. 大脑中动脉 middle cerebral artery
4、5. 后交通动脉 posterior communicating artery
6. 基底动脉 basilar artery
7. 椎动脉 vertebral artery
8、9. 大脑后动脉 posterior cerebral artery

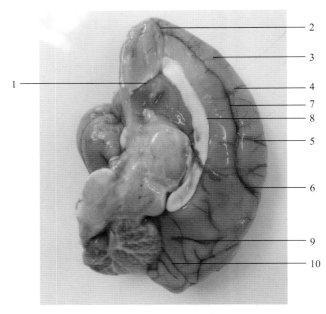

图1-1-13 恒河猴脑血管内侧面观

1. 大脑前动脉 anterior cerebral artery
2. 额前内侧支 anteromedial frontal branch
3. 额中间内侧支 mediomedial frontal branch
4. 额后内侧支 posteromedial frontal branch
5. 中央旁动脉 paracentral artery
6. 楔前动脉 precuneal artery
7. 胼胝体缘动脉 callosomarginal artery
8. 胼胝体周围动脉 pericallosal artery
9. 顶枕支 parietooccipital branch
10. 颞后支 posterior temporal branch

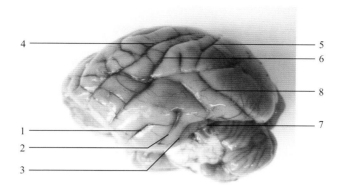

图1-1-14　恒河猴脑血管外侧面观

1. 颞前动脉 anterior temporal artery
2. 颞中间动脉 middle temporal artery
3. 颞后动脉 posterior temporal artery
4. 中央前沟动脉 artery of precentral sulcus
5. 中央后沟动脉 artery of postcentral sulcus
6. 中央沟动脉 artery of central sulcus
7. 小脑上动脉 superior cerebellar artery
8. 顶后动脉 posterior parietal artery

第四节　人体脑血管解剖学

　　人脑的血液供应非常丰富，在安静状态下，仅占体重2%的脑，大约需要全身血供总量的20%，所以脑组织对血液供应的依赖性很强，对缺氧十分敏感。

　　脑组织由四条大动脉供血，即左、右两条颈内动脉构成的颈内动脉系和左、右两条椎动脉构成的椎-基底动脉系。脑部血液供应量80%～90%来自颈内动脉系，10%～20%来自椎-基底动脉系（图1-1-15～图1-1-18）。

　　颈总动脉于第4颈椎、相当于甲状软骨上缘处分为颈内动脉和颈外动脉两个分支，其中颈外动脉负责面部和头皮的血液供应，颈内动脉分出后沿颈部向上直至颅底，经颈动脉管进入海绵窦，紧靠海绵窦内侧壁，穿出海绵窦行至蝶骨的前床突内侧，开始分支（颈内动脉按行程分为四段，即颈段、颈内动脉管段、海绵窦段和脑段，临床上将后两段合称为"虹吸部"），其颅外的颈段无任何分支，颈内动脉管段先后分出颈鼓动脉和翼管动脉两个小支，海绵窦段先后分出海绵窦支、垂体支和脑膜支，脑段在前床突内侧处分出眼动脉，在视交叉外侧正对前穿质处分成两个主要终末支：大脑前动脉（ACA）和最大终末支的大脑中动脉（MCA）。供应除部分颞叶和枕叶之外的大脑前3/5的血液，故又称为前循环系统。椎动脉起自锁骨下动脉，向上穿行第2～6颈椎横突孔，经枕骨大孔入颅腔，在脑桥、延髓交界处左右椎动脉合并成一条基底动脉。基底动脉的颅内主要分支有：①桥动脉，为十余条细支，分布于脑桥。②小脑下后动脉，分布于小脑下面后部。③小脑上动脉，分布于小脑上面。④大脑后动脉（PCA），为基底动脉的终末支。椎-基底动脉系供应脊髓上部、大脑的后2/5（枕叶、颞叶的一部分、丘脑后大半部和丘脑下部的小部分）、脑干和小脑血液，故又称为后循环系统。

　　两侧大脑前动脉通过前交通动脉相连，颈内动脉的末端通过后交通动脉和大脑后动脉相连，于是围绕脚间窝形成一完整的血管环，即大脑动脉环（Willis动脉环）。Willis动脉环是一种代偿的潜在结构。如果一条动脉发育不良或阻断时，其他动脉就可以在一定程度上通过动脉环来使血液重新分配和代偿，以维持脑的血供，从而防止脑严重损害。

组成Willis动脉环的动脉：

大脑前动脉（颅前窝的主要供血动脉）：大脑前动脉在视交叉外侧正对前穿质处从颈内动脉前壁发出，向前上方延伸，进入大脑纵裂，绕胼胝体膝，然后沿胼胝体沟向后行，终于胼胝体压部，主要分布于大脑半球内侧面，在顶枕叶交界处与大脑后动脉的分支吻合。它主要负责额叶的血液供应。

大脑中动脉（颅中窝的主要供血动脉）：大脑中动脉是颈内动脉的最大分支，向外进入外侧沟内分成数条皮质支，途经前穿质时发出许多细小分支垂直向上，穿入脑实质。它负责额叶的一部分、颞叶和顶叶外侧面的血液供应。

前交通动脉：连接两侧大脑前动脉。

后交通动脉：在动眼神经上方，起自颈内动脉并向后行，与大脑后动脉吻合。

大脑后动脉（颅中窝的主要供血动脉）：大多数人的大脑后动脉是从基底动脉发出，在少数情况下，也可从同侧颈内动脉发出。大脑后动脉在脑桥上缘由基底动脉末端向两侧分出，行向外后方，绕大脑脚向后，继而沿颞叶海马沟回内侧和胼胝体压部之间、恰在小脑幕上方向后走行至枕叶内侧面。大脑后动脉负责颞叶和枕叶的血液供应。

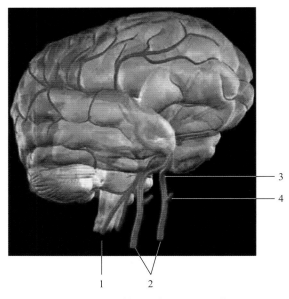

图1-1-15　供应脑部的主要血管

1.椎动脉 vetebral artery　　　　　　　　　　2.颈总动脉 common carotid artery
3.颈内动脉 internal carotid artery　　　　　　4.颈外动脉 external carotid artery

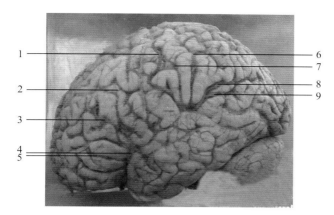

图1-1-16　人体脑血管侧面观

1.中央沟动脉 artery of central sulcus　　　　2.中央前沟动脉 artery of precentral sulcus
3.额升动脉 ascending frontal artery　　　　4.颞前动脉 anterior temporal artery
5.眶额外侧动脉 lateral orbitofrontal artery　　6.顶叶后动脉 posterior parietal artery
7.顶叶前动脉 anterior parietal artery　　　　8.角回动脉 artery of angular gyrus
9.颞叶后动脉 posterior temporal artery

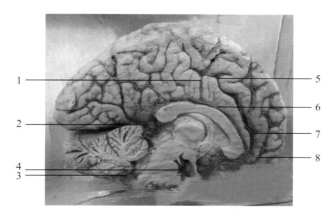

图1-1-17　人体脑血管内侧面观

1.楔前动脉 precuneal artery　　　　　　　　2.小脑上动脉 superior cerebellar artery
3.小脑下动脉 inferior cerebellar artery　　　　4.基底动脉 basilar artery
5.中央旁动脉 paracentral artery　　　　　　　6.胼胝体周围动脉 pericallosal artery
7.胼胝体缘动脉 callosomarginal artery　　　　8.额极动脉 frontopolar artery

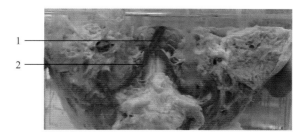

图1-1-18　椎-基底动脉

1.基底动脉 basilar artery　　　　　　　　　　2.椎动脉 vertebral artery

第二章　正常脑血管组织学

　　动脉管壁主要由三层结构组成，即内膜、中膜和外膜。其中，内膜由内皮、内皮下层构成；中膜主要由平滑肌构成，也有弹性纤维和胶原纤维分布；外膜主要由结缔组织构成。脑血管也包括这几层结构，但动脉壁较薄（图1-2-1～图1-2-4）。

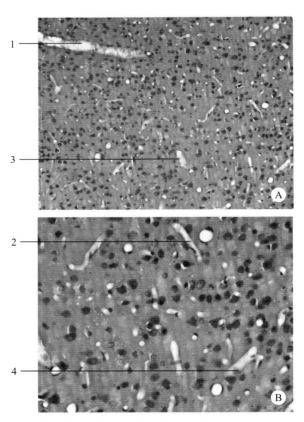

图1-2-1　SD大鼠正常脑血管组织学表现（HE染色，A.200×；B.400×）

1、2.毛细血管 blood capillary　　　　　　　　3、4.内皮细胞 endothelial cell

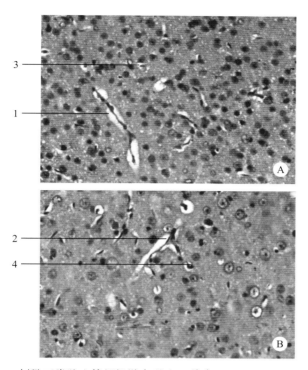

图1-2-2　树鼩正常脑血管组织学表现（HE染色，A.200×；B.400×）

1、2.毛细血管 blood capillary　　　　　　3、4.内皮细胞 endothelial cell

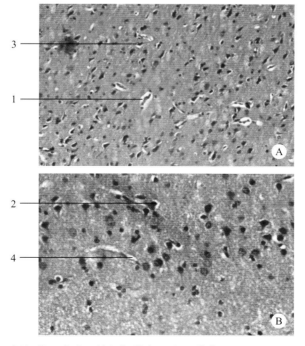

图1-2-3　恒河猴正常脑血管组织学表现（HE染色，A.200×；B.400×）

1、4.毛细血管 blood capillary　　　　　　2、3.内皮细胞 endothelial cell

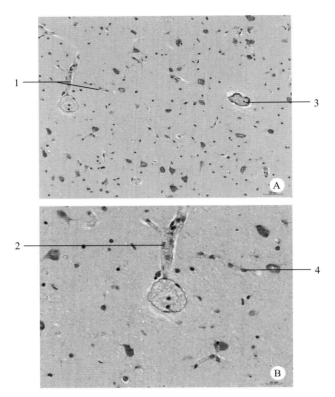

图1-2-4　人正常脑血管组织学表现（HE染色，A.200×；B.400×）

1、3.毛细血管 blood capillary　　　　　　　　　　2、4.内皮细胞 endothelial cell

第三章　正常脑血管影像学

计算机断层扫描（CT）是利用不同密度组织结构对X线吸收衰减系数的不同，通过计算机处理，以获得各组织器官结构影像的一种检测手段。CT图像的灰度反映器官和组织对X线的吸收程度，因此与X线图像所示的黑白影像一样，黑影表示低吸收区，即低密度区，如含气体多的肺部；白影表示高吸收区，即高密度区，如骨骼。但是与X线图像相比，CT密度分辨率高。所以，CT可以更好地显示由软组织构成的器官，如脑、脊髓、纵隔、肺、肝、胆、胰及盆部器官等。

磁共振成像（MRI）是利用氢原子核自旋运动的特点，在外加磁场内，经射频脉冲激发后产生信号，用探测器检测并输入计算机，经过处理和转换在屏幕上显示图像。因为在水和脂肪组织中，氢原子与其他原子的状态有很大区别，所以在神经系统、循环系统成像方面有着得天独厚的优势。

数字减影血管造影（DSA）是将注入造影剂前后拍摄的两帧X线图像经数字化输入计算机，通过减影（以消除骨骼和软组织影像）、增强和再成像过程来获得清晰的纯血管影像，同时实时地显现血管影。DSA具有对比度分辨率高、检查时间短、造影剂用量少、浓度低、患者X线吸收量明显降低及节省胶片等优点，在血管疾病的临床诊断中具有十分重要的意义。

CT血管成像（CTA）是指从被检者的静脉中快速注入一种对比剂，通过人体血液循环，在血管（动脉及静脉）中对比剂浓度达到峰值的时间内进行CT扫描，经计算机处理后重建血管三维立体影像。CT血管成像可以同时显示血管腔内、腔外和血管壁病变，既可实现大范围血管成像，又可实现小血管小分支的精细显像。

第一节　恒河猴正常脑血管影像表现

一、恒河猴正常脑血管 CT 表现（图 1-3-1 ～ 图 1-3-3）

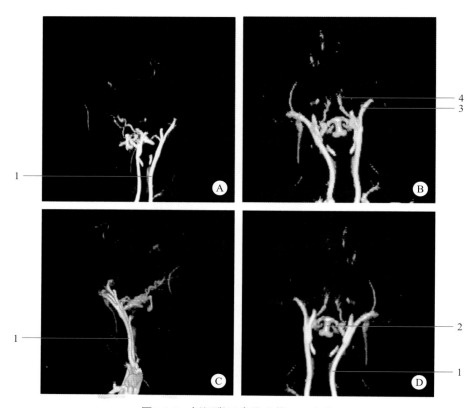

图1-3-1　恒河猴正常脑血管CTA表现

1. 颈总动脉 common carotid artery　　　　2. 基底动脉 basilar artery
3. 颈外动脉 external carotid artery　　　　4. 颈内动脉 internal carotid artery

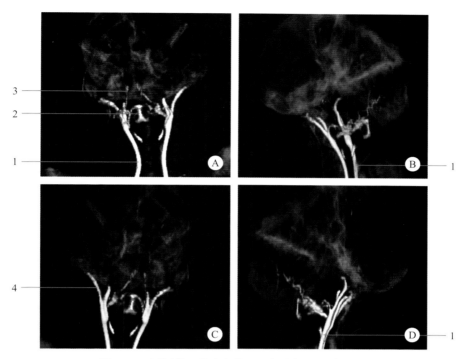

图1-3-2　恒河猴正常脑血管CTA与脑部CT重合表现

1. 颈总动脉 common carotid artery 　　　　2. 基底动脉 basilar artery
3. 颈内动脉 internal carotid artery 　　　　4. 颈外动脉 external carotid artery

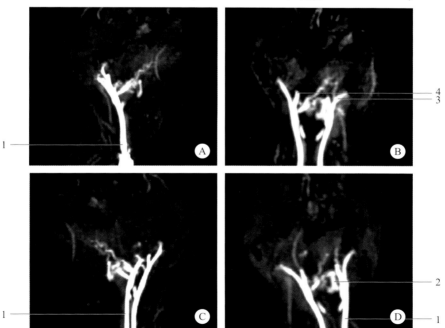

图1-3-3　恒河猴正常脑血管增强CT表现

1. 颈总动脉 common carotid artery 　　　　2. 基底动脉 basilar artery
3. 颈外动脉 external carotid artery 　　　　4. 颈内动脉 internal carotid artery

二、恒河猴脑血管 MRI 表现（图 1-3-4 ～ 图 1-3-6）

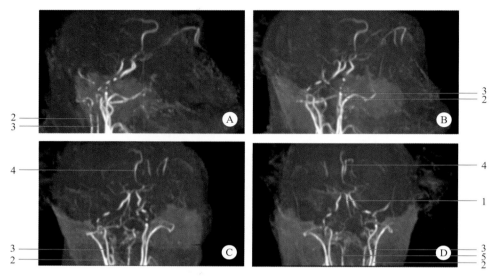

图1-3-4　恒河猴脑血管MRI表现1

1. 基底动脉 basilar artery
2. 颈外动脉 external carotid artery
3. 颈内动脉 internal carotid artery
4. 大脑前动脉 anterior cerebral artery
5. 椎动脉 vertebral artery

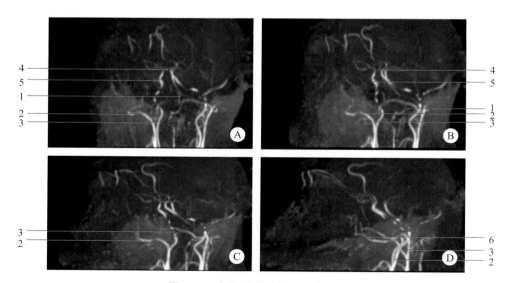

图1-3-5　恒河猴脑血管MRI表现2

1. 基底动脉 basilar artery
2. 颈外动脉 external carotid artery
3. 颈内动脉 internal carotid artery
4. 大脑前总动脉 common anterior cerebral artery
5. 大脑前动脉 anterior cerebral artery
6. 上额动脉 superior frontal artery

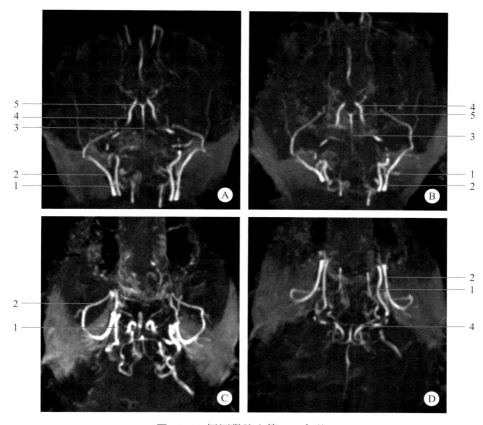

图1-3-6　恒河猴脑血管MRI表现3

1.颈内动脉 internal carotid artery　　　　　2.颈外动脉 external carotid artery
3.基底动脉 basilar artery　　　　　　　　　4.大脑后动脉 posterior cerebral artery
5.后交通动脉 posterior communicating artery

第二节　人体正常脑血管影像表现

人体正常脑血管影像表现见图1-3-7～图1-3-11。

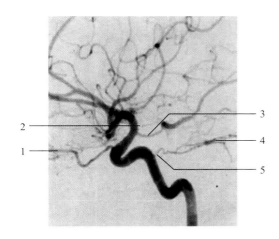

图1-3-7　人体正常脑血管DSA表现1

1.眼动脉 ophthalmic artery
2.脉络膜前动脉 anterior choroidal artery
3.后交通动脉 posterior communicating artery
4.小脑幕支 tentorial branch
5.脑膜垂体干 meningohypophyseal trunk

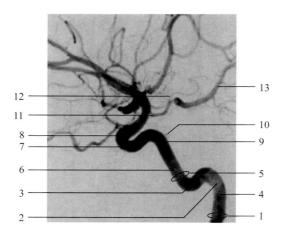

图1-3-8 人体正常脑血管DSA表现2

1.颈动脉管内口 internal aperture of carotid canal
2.岩段膝部 the genu of the petrous internal carotid artery（ICA）
3.岩段水平部 the horizontal petrous ICA
4.岩段垂直部 the vertical petrous ICA
5.颈动脉环内口 internal aperture of carotid arterial circle
6.破裂孔段（C3）the lacerum segment of the ICA
7.下外侧干 inferior lateral trunk
8.海绵窦段前膝部 the anterior genu of the cavernous segment
9.海绵窦段后膝部 the posterior genu of the cavernous segment
10.脑膜垂体干 meningohypophyseal trunk
11.后交通动脉 posterior communicating artery
12.脉络膜前动脉 anterior choroidal artery
13.大脑后动脉 posterior cerebral artery

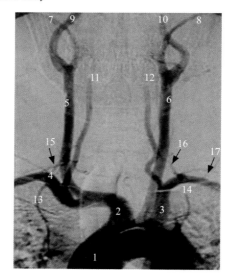

图1-3-9 人体正常脑血管DSA表现3

1.主动脉弓 aortic arch
2.无名动脉（头臂干）brachiocephalic trunk
3.左侧锁骨下动脉 left subclavian artery
4.右锁骨下动脉 right subclavian artery
5.右颈总动脉 right common carotid artery
6.左颈总动脉 left common carotid artery
7.右颈外动脉 right external carotid artery
8.左颈外动脉 left external carotid artery
9.右颈内动脉 right internal carotid artery
10.左颈内动脉 left internal carotid artery
11.右椎动脉 right vertebral artery
12.左椎动脉 left vertebral artery
13.右侧内乳动脉 right internal mammary artery
14.左侧内乳动脉 left internal mammary artery
15.右侧甲状颈干 right thyrocervical trunk
16.左侧甲状颈干 left thyrocervical trunk
17.左侧肋颈干 left costocervical trunk

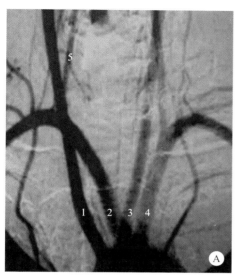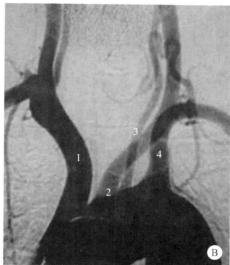

图1-3-10　人体正常脑血管DSA表现4

A.右侧锁骨下动脉直接起源于主动脉弓；

1.右侧颈总动脉 right common carotid artery

2.右侧锁骨下动脉 right subclavian artery

3.左侧颈总动脉 left common carotid artery

4.左侧锁骨下动脉 left subclavian artery

5.右侧椎动脉 right vertebral artery

B.左侧椎动脉直接起源于主动脉弓

1.无名动脉(头臂干) brachiocephalic trunk

2.左侧颈总动脉 left common carotid artery

3.左侧椎动脉 left vertebral artery

4.左侧锁骨下动脉 left subclavian artery

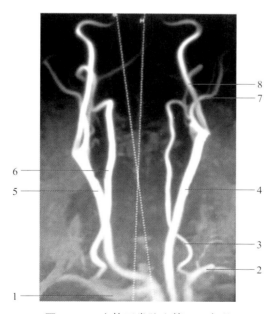

图1-3-11　人体正常脑血管CTA表现

1.右锁骨下动脉 right subclavian artery

3.左椎动脉 left vertebral artery

5.右颈总动脉 right common carotid artery

7.颈外动脉 external carotid artery

2.左锁骨下动脉 left subclavian artery

4.左颈总动脉 left common carotid artery

6.右椎动脉 right vertebral artery

8.颈内动脉 internal carotid artery

第二篇

动物疾病模型制作（SD大鼠、树鼩）

第四章　SD大鼠脑血管疾病模型制作

第一节　SD大鼠蛛网膜下腔出血模型制作

一、模型制作

利用颈内动脉刺破法和视交叉前池注血法，建立SD大鼠蛛网膜下腔出血（subarachnoid hemorrhage，SAH）模型。

颈内动脉刺破法：以3.6%水合氯醛腹腔注射麻醉（1ml/100g）大鼠。取仰卧位，固定于鼠板上。颈部备皮，以碘伏消毒。沿颈部中线剪开皮肤，然后用组织镊撕开表面筋膜，钝性分离脂肪组织，暴露颈部肌肉，在右侧胸锁乳突肌上方用显微剪剪开筋膜，钝性分离肌肉，小心分离外侧包绕的鞘膜，即暴露右侧颈总动脉。将大鼠移至解剖显微镜下，继续分离颈总动脉至颈内外动脉，结扎颈外动脉。用血管夹暂时夹闭颈总动脉和颈内动脉，于血管夹近端剪开颈外动脉，然后插入3-0单股尼龙线，并向上推入颈内动脉，至动脉夹处取下动脉夹继续向前插线，直至有阻力不能前进为止，刺入18～20mm，继续插入约3mm，刺破大脑前动脉和大脑中动脉分叉处，停留穿刺线15s后撤出（图2-4-1 A）。

视交叉前池注血法：以3.6%水合氯醛腹腔注射麻醉（1ml/100g）大鼠。取俯卧位，固定于鼠板上。额部备皮，以碘伏消毒。于额部正中开颅，牙科钻颅骨钻孔，采用立体定位仪于前囟前7.5mm，倾斜30°进针，进针10mm左右后到达颅底视交叉前2～3mm，在注血前，颅骨孔由骨蜡封闭。然后于股动脉抽大鼠自体血200μl，再将这200μl血由视交叉前池缓慢注射，注射时间约12s，注射结束后撤出注射针，以骨蜡封闭骨孔（图2-4-1 B）。

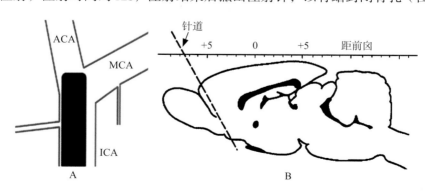

图2-4-1　SD大鼠蛛网膜下腔出血模型制作方法

利用颈内动脉刺破法和视交叉前池注血法，建立SD大鼠SAH模型。A.颈内动脉刺破法示意图；B.视交叉前池注血法示意图

四、脑组织细胞凋亡检测（TUNEL 法，图 2-4-4）

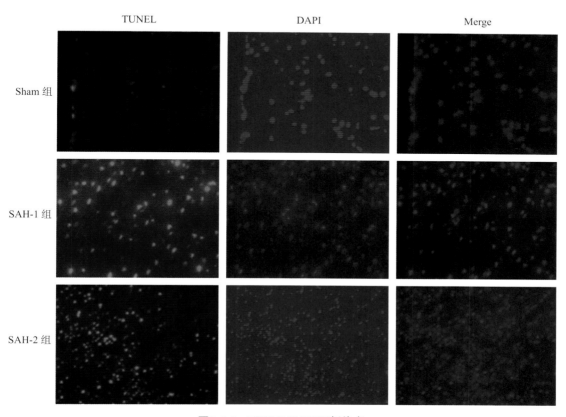

图2-4-4　TUNEL/DAPI双标染色

TUNEL染色显示假手术组大鼠皮质未见凋亡细胞，SAH组（SAH-1表示视交叉前池注血法、SAH-2代表颈内动脉刺破法）可见大量凋亡细胞，颈内动脉刺破法其凋亡细胞数量略多于视交叉前池注血法。DAPI染色显示脑组织内细胞核呈蓝色荧光；Merge为双标染色的叠加图片，双标阳性的细胞核呈粉色

第二节　SD 大鼠脑缺血再灌注损伤模型制作

一、模型制作及脑血流和 MRI 表现

利用大脑中动脉线栓闭塞法（MCAO）建立SD大鼠脑缺血再灌注损伤（cerebral ischemia-reperfusion injury）模型。

具体方法：使用3.6%水合氯醛腹腔注射麻醉（1ml/100g）大鼠。将大鼠仰卧固定于鼠板上，颈部备皮，碘伏消毒。剪开颈部皮肤，然后用组织镊逐层钝性分离皮下组织，分离到气管前肌后，沿右侧胸锁乳突肌上缘，用显微镊撕开筋膜，钝性分离肌肉，见到颈动脉鞘后上拉钩，充分暴露手术视野，然后小心剥离外面包绕的鞘膜，暴露颈总动脉。将大鼠置于解剖显微镜下，继续分离颈总动脉至见到颈内外动脉，结扎颈外动脉。用动脉夹暂时夹闭颈总动脉和颈内动脉，左手持显微镊轻轻提起颈外动脉，右手持显微剪在颈外动脉处剪一小口，然后插入MCAO线栓，至动脉夹处取下动脉夹继续向前插线，直至有阻力不能前进为止，提示MCAO线栓头端到达大脑中动脉起始处，进线深度约18mm，最后用缝线固定插线的外侧端。缝合后局部碘伏消毒。1.5h后再次麻醉，取出线栓进行再灌注，从而建立大鼠脑缺血再灌注损伤模型。在脑缺血0.5h和8h时，对大鼠进行脑血流测定，于损伤后3d、7d通过MRI检测大脑半球损伤情况（图2-4-5）。此外，在损伤后48h取材，进行TTC染色。

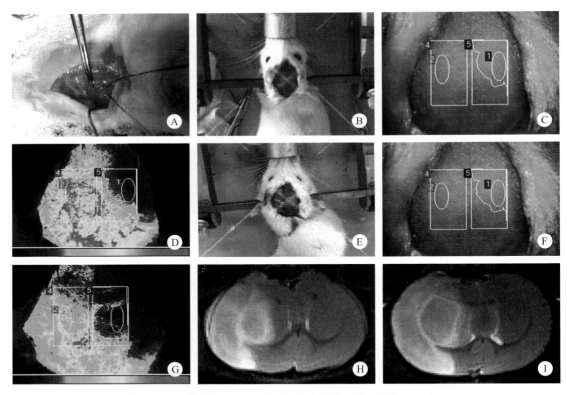

图2-4-5　脑缺血再灌注损伤模型制作方法及脑血流和MRI表现

A.利用MCAO法建立SD大鼠脑缺血再灌注损伤模型；B～G.利用激光散斑法分别测定脑缺血0.5h和8h大鼠脑血流情况，结果表明大脑中动脉供血区明显缺血，并且随着时间推移逐渐加重；H～I.大鼠脑损伤3d、7d MRI检测显示大脑中动脉供血区明显T_2WI高信号梗死灶

二、TTC染色（图2-4-6）

Sham 组

CI 组

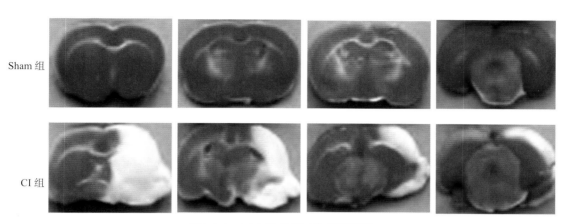

图2-4-6　TTC染色显示脑梗死情况

TTC染色结果表明Sham组染色呈现均匀一致红色的正常脑组织，脑损伤（CI）组术后48 h左侧大脑半球可见白色脑梗死区域

第五章 树鼩脑缺血模型制作

一、模型制作及神经行为学评价

利用电凝大脑中动脉（MCA），建立树鼩脑缺血（brain ischemia，BI）模型。

具体方法：实验动物术前禁食12 h，自由饮水。异氟烷麻醉，使用脑立体定位仪固定头部。沿右耳外耳道与右眼外眦连线的中点垂直于连线切开皮肤约2 cm，手术显微镜下暴露颧骨弓和颞前窝，在颧骨和鳞状骨联合的前下方约2 mm处钻孔开颅。用立体定位仪固定树鼩，在右眼与右耳连线上做一1.5cm的切口，分离颞肌，暴露颞骨，借助手术显微镜，用牙科钻在鳞状骨与颧骨交界处向嘴侧1mm所对的鳞骨上，钻开0.5×0.5cm的骨窗。使用小咬骨钳向前下方扩大骨窗，注意不要破坏硬脑膜。在大脑皮质表面，大约在左眼和右耳的连线上，可以看到向前外上走行的MCA。使用电热烧灼器调整好温度，对MCA进行凝断。使用明胶海绵覆盖，逐层缝合并预防感染和保温。假手术组（Sham组）除了不凝断动脉外，其余手术过程同上。在脑缺血24h时，对树鼩进行脑血流测定，于损伤后1d、7d通过MRI检测大脑半球损伤情况。在脑缺血后1d、3d、5d、7d、9d对树鼩进行神经行为学评估（图2-5-1）。

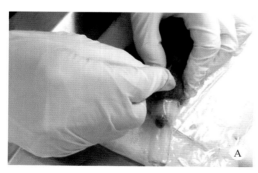
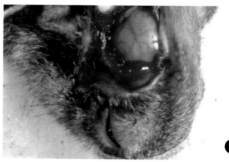

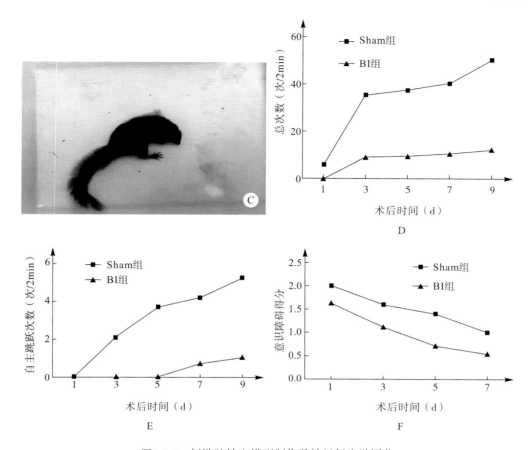

图2-5-1　树鼩脑缺血模型制作及神经行为学评分

A、B.利用电凝大脑中动脉，成功建立树鼩脑缺血模型。C～F.在脑损伤后1d、3d、5d、7d、9d分别对树鼩进行神经行为学评分，结果表明脑缺血后树鼩出现明显的打转现象（C）；在1d、3d、5d、7d、9d，BI组运动总次数比Sham组明显减少（D）；在3d、5d、7d、9d，BI组自主跳跃次数比Sham组明显减少（E）；在1d、3d、5d、7d、9d，BI组较Sham组出现明显的意识障碍（F）

二、脑血流及MRI表现（图2-5-2）

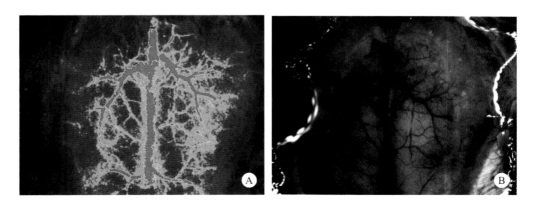

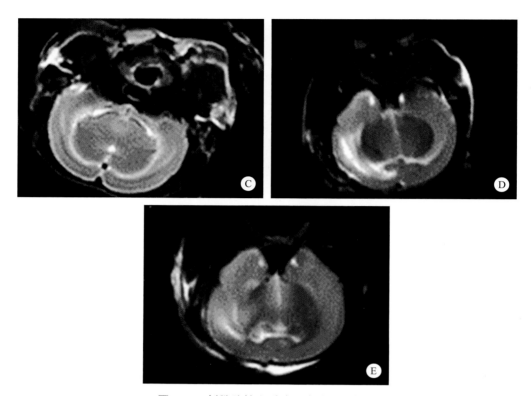

图2-5-2　树鼩脑缺血后脑血流及MRI表现

A、B.脑缺血24h，测定树鼩脑血流，结果表明树鼩大脑中动脉供血区明显缺血；C～E.MRI检测表明正常组树鼩大脑无明显变化（C），脑损伤后1d出现明显脑水肿（D），随着时间推移，脑损伤后7d脑水肿明显减轻（E）

第三篇

脑血管疾病

第六章　颈 动 脉 瘤

颈动脉瘤（carotid aneurysm）常常由动脉硬化、创伤、细菌感染、梅毒或先天性动脉囊性中层坏死所引起的动脉壁损害而使动脉壁变薄，动脉壁在血流压力作用下逐渐膨大扩张而形成。颈动脉瘤可发生在颈总动脉、颈内动脉、颈外动脉及其分叉处。由颈动脉硬化所致者，颈动脉瘤多发生在双侧颈动脉分叉处，而创伤所致者多位于颈内动脉，颈外动脉较少见。主要症状为发现颈部肿块，有明显的搏动及杂音，少数肿块因瘤腔内被分层的血栓堵塞，搏动减弱或消失。发生在颈总动脉和颈内动脉的动脉瘤可影响脑部血供，而瘤体内血栓脱落可引起脑梗死，患者出现脑缺血症状，如头痛、头昏、失语、耳鸣、记忆力下降、半身不遂、运动失调、视物模糊等。瘤体增大会压迫神经、喉、气管、食管，可出现脑性瘫痪、Horner征、吞咽困难、呼吸困难等。

动脉瘤肿块位于颈侧部时，有明显搏动及收缩期杂音。若压迫肿块近心端动脉，其搏动减弱或消失，即可作出诊断。但遇肿块搏动及杂音不明显者，则诊断较为困难。数字减影血管造影术（DSA）检查对颈内动脉动脉瘤确诊具有重要意义。由于动脉瘤形成的原因不同，DSA显影也略有不同。先天性动脉瘤瘤体一般较小，自绿豆到黄豆大小，呈囊状，有蒂与动脉干连接；动脉硬化形成的动脉瘤可见到瘤动脉纤细弯曲，动脉腔变窄或粗细不均，瘤体呈梭形；外伤性动脉瘤为囊性或多房性构成。近年来，应用磁共振血管显影（MRA）诊断动脉瘤的价值日益受到重视。MRA是一种无创性检查方法，患者可免于动脉或静脉穿刺之苦，诊断动脉瘤较DSA具有无创性。

颈动脉瘤一旦形成，危害极大。除瘤体堵塞血管或血栓脱落引起脑梗死和影响脑血供外，更为严重的并发症是瘤体增大破裂，引起致死性大出血，故颈动脉瘤一旦确诊，宜尽快手术。根据瘤体大小及部位采取不同的手术方式。较小囊性动脉瘤先游离瘤体，于颈部放置钳子，而后切除瘤体，缝合。梭形动脉瘤可在切除动脉瘤及病变动脉后，做动脉端吻合，必要时用人工血管或同种动脉替换切除的动脉；夹层动脉瘤则切除病变动脉，并用人造血管重建血流通道。对于高龄、严重心血管疾病无法耐受手术者，可行血管内介入治疗。

病例1　右侧颈内动脉后交通动脉开口处动脉瘤

1. 临床表现

患者女性，59岁，因"突发头痛16天余"就诊。患者头痛以右侧为主，疼痛呈持续性，伴左侧下肢乏力、活动不灵便。头颅CT检查提示蛛网膜下腔出血。既往有高血压病史，规律服用降压药物控制血压。

查体：格拉斯哥昏迷（GCS）评分15分，Hunt-Hess（H&H）评分2分，意识清，语言清晰，颈部稍抵抗，Kerning征阳性，其余神经系统查体正常。

2. 影像学检查

头颅CT：自发性蛛网膜下腔出血（图3-6-1）。

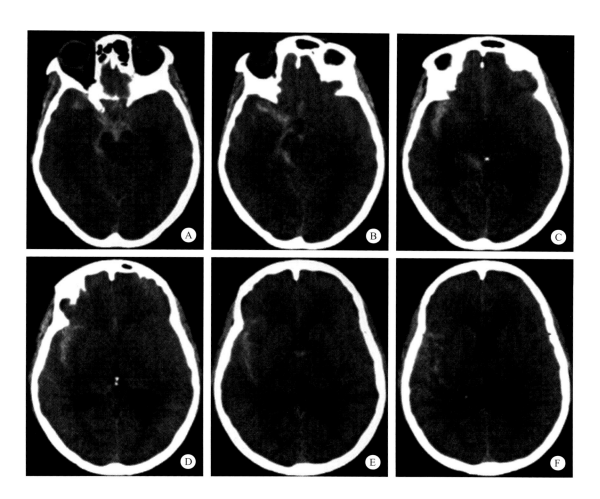

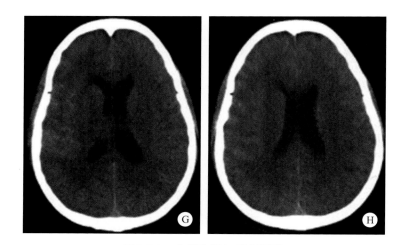

图3-6-1   术前头颅CT平扫影像

A～H.环池、脚间池、鞍上池、外侧裂、前纵裂、右侧颞叶脑沟内密度增高影，广泛蛛网膜下腔出血

头颈动脉CTA：右侧后交通动脉开口处颅内动脉瘤可能（图3-6-2）。

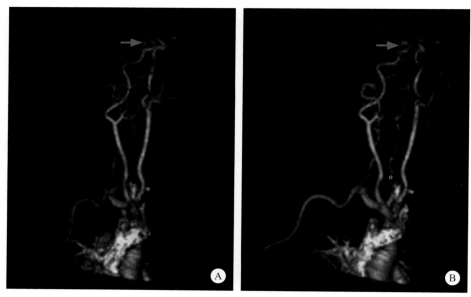

图3-6-2   术前头颈动脉CTA影像

A、B.右侧颈内动脉后交通动脉开口处可见一类圆形动脉瘤（红色箭头所示为动脉瘤）

3.诊断

（1）右侧颈内动脉后交通动脉开口处动脉瘤破裂并自发性蛛网膜下腔出血。

（2）左侧颈内动脉末端脉络膜前动脉开口处动脉瘤（未破裂）。

（3）高血压2级，很高危。

4.治疗

右侧颈内动脉后交通动脉开口处动脉瘤单纯弹簧圈栓塞术；二期处理对侧未破裂颈内动脉末端脉络膜前动脉开口处动脉瘤（图3-6-3～图3-6-8）。

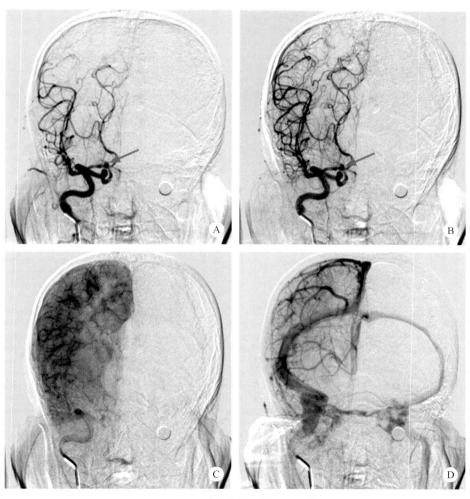

图3-6-3　颈内动脉正位DSA影像

右侧颈内动脉正位DSA造影显示后交通动脉开口处动脉瘤，呈类圆形，侧方见不规则突起。A.动脉早期显像；B.动脉中期显像；C.动静脉期显像；D.静脉期显像（红色箭头所示为动脉瘤）

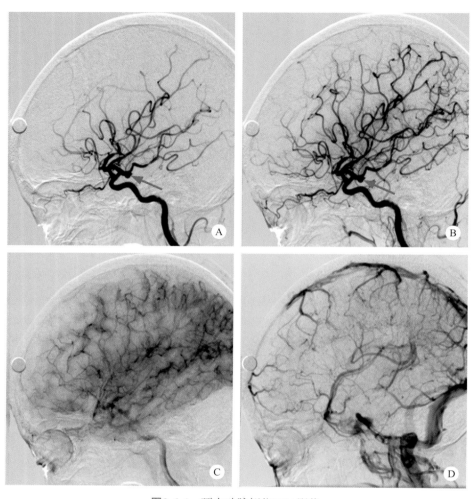

图3-6-4　颈内动脉侧位DSA影像

右侧颈内动脉侧位DSA造影显示后交通动脉开口处动脉瘤，呈类圆形，侧方见不规则突起。A.动脉早期显像；B.动脉中期显像；C.动静脉期显像；D.静脉期显像（红色箭头所示为动脉瘤）

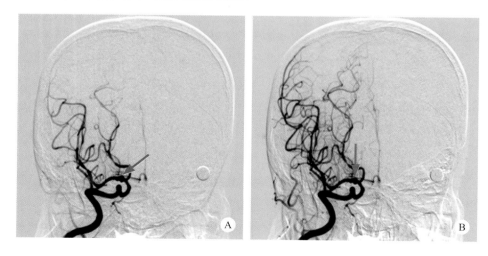

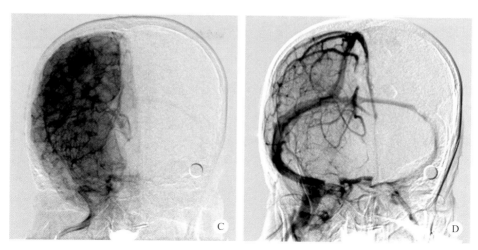

图3-6-5 颈内动脉右前斜位DSA影像

右侧颈内动脉右前斜位DSA造影显示后交通动脉开口处动脉瘤，呈类圆形，侧方见不规则突起。A.动脉早期显像；B.动脉中期显像；C.动静脉期显像；D.静脉期显像（红色箭头所示为动脉瘤）

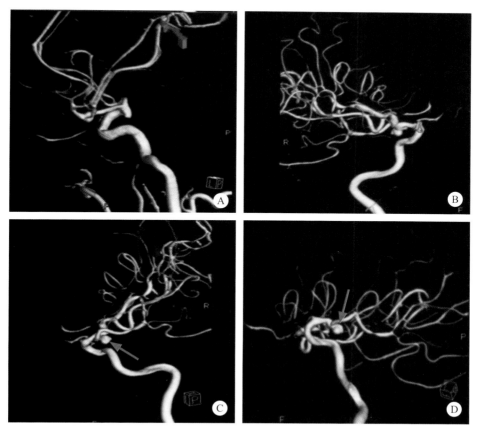

图3-6-6 DSA血管造影三维重建图像

A～D.从不同角度观察，并三维旋转造影重建显示动脉瘤开口于后交通动脉开口处，大小约4.3mm×3.0mm，动脉瘤侧壁有一突起子囊（红色箭头所示为动脉瘤）

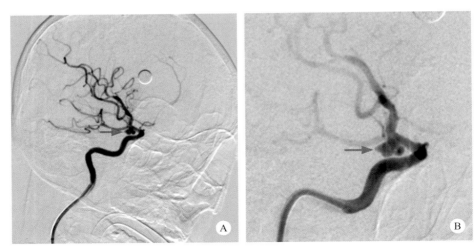

图3-6-7   工作角度造影动脉瘤影像及微导管塑形

A.三维旋转造影后选择合适的工作角度；B.局部放大观察（红色箭头所示为动脉瘤）

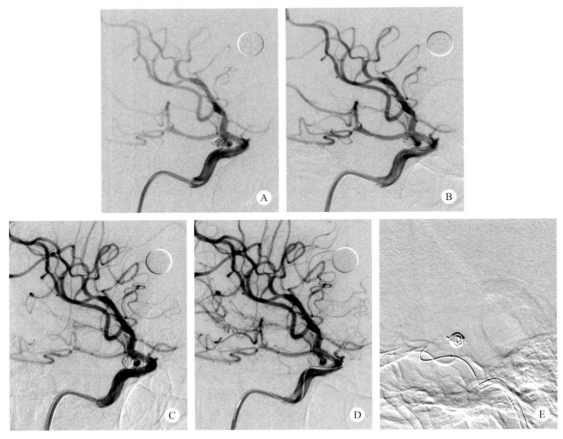

图3-6-8   动脉瘤单纯弹簧圈栓塞术中影像

A.微导管塑形后超选入动脉瘤腔内近侧方子囊处，通过反复调整微导管位置、张力控制弹簧圈填塞部位，第一个弹簧圈编框成篮良好；B～D.依次填入MicroPlex10 Helical-Soft 3mm/10cm、2mm/8cm、1.5mm/4cm共3枚弹簧圈，动脉瘤逐渐致密，不显影，后交通动脉开口通畅；E.手术结束即刻造影不减影影像显示弹簧圈形态

5. 术后随访

手术结束弹簧圈解脱前即刻复查造影见后交通动脉通畅，动脉瘤逐渐致密，不显影，后交通动脉开口通畅，考虑左侧颈内动脉动脉瘤为未破裂宽颈动脉瘤，需要支架辅助栓塞，与家属沟通后二期处理（图3-6-9）。术后3个月复查全脑血管DSA造影：右侧颈内动脉造影见右侧后交通动脉开放、显影良好，并通过其向右侧大脑后动脉供血区域代偿供血，且在右侧后交通动脉开口处见一大小约4.3mm×3.0mm×1.6mm的原栓塞后动脉瘤，为类圆形，其内填充弹簧圈形态良好、稳定，未见明显移位，瘤颈处未见复发。左侧颈内动脉造影见左侧颈内动脉脉络膜前动脉开口处一大小约2.0mm×3.0mm×1.2mm动脉瘤，呈类球形，较前未见明显扩大，且见前交通动脉开放、显影良好，并通过其交通动脉向右侧大脑前动脉A2段以远端代偿供血。术后第10天复查头颅CT提示蛛网膜下腔出血已基本吸收消失。

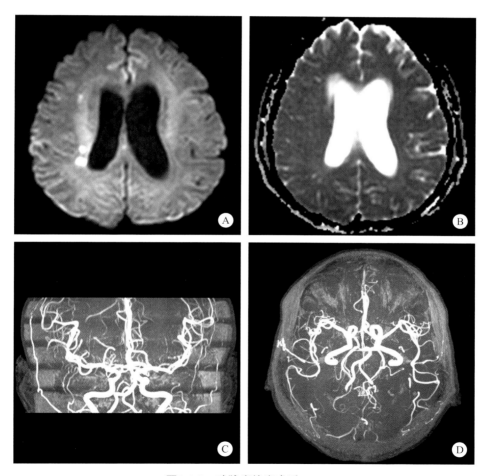

图3-6-9　动脉瘤栓塞术后MRI

A、B.磁共振加权成像显示右侧侧脑室旁少量散在小点片状DWI高信号（A），ADC低信号影（B），提示合并多发性新鲜腔隙性脑梗死；C、D.磁共振颅内血管成像显示双侧大脑前、中、后动脉及小脑动脉走行僵直，管壁毛糙，分支血管减少，颈内动脉颅内段未见明显异常，右侧颈内动脉后交通动脉开口处动脉瘤不显影

病例2　左侧颈内动脉床突上段动脉瘤

1. 临床表现

患者女性，37岁，因"后枕部持续性胀痛伴恶心呕吐1周"入院。头颅CT提示第四脑室出血；头颈动脉CTA和DSA全脑血管造影均提示左侧颈内动脉床突上段动脉瘤。既往无特殊病史。

查体：神志清，言语流利，对答切题，颈部抵抗约颌下三横指，脑膜刺激征阳性，双侧上下肢肌力4级，其余神经系统查体阴性。

2. 影像学检查

头颅CT：第四脑室出血（图3-6-10）。

头颈动脉CTA：左侧颈内动脉床突上段动脉局限性瘤样突起（图3-6-11）。

头颅MRI：脑实质内未见确切低信号影（图3-6-12）。

DSA造影三维血管重建：左侧颈内动脉床突上段动脉瘤（图3-6-13）。

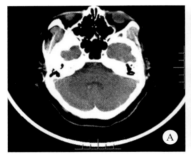 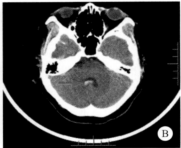 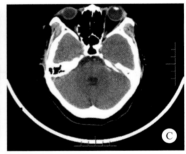

图3-6-10　术前头颅CT影像

A～C.显示患者术前第四脑室内小片状高密度影，提示第四脑室出血（红色箭头所示为第四脑室内积血）

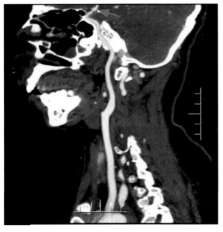

图3-6-11　术前头颈动脉CTA影像

头颈动脉CT血管成像并三维重建影像显示左侧颈内动脉床突上段动脉局限性瘤样突起（红色箭头所示为动脉瘤）

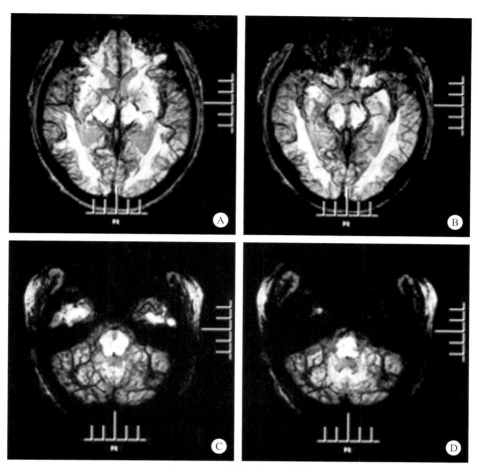

图3-6-12 术前头颅MRI影像

A ～ D.磁敏感加权成像（SWI）显示脑实质内未见确切低信号影

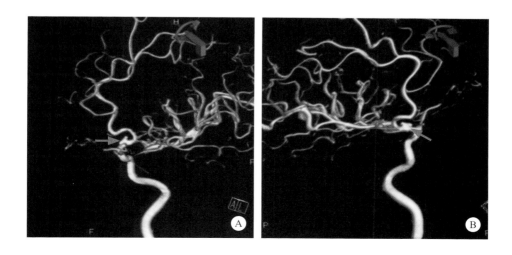

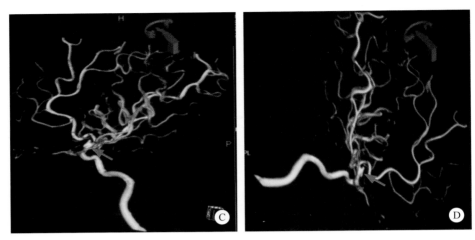

图3-6-13　动脉瘤栓塞术前DSA造影三维重建影像

左侧颈内动脉旋转造影三维重建显示床突上段动脉瘤，宽颈，上壁突起形成子囊。A～D.从不同角度观察动脉瘤形态、瘤颈及其与载瘤动脉之间的关系（红色箭头所示为动脉瘤）

3.诊断

（1）左侧颈内动脉床突上段动脉瘤。

（2）第四脑室出血。

4.治疗

支架辅助弹簧圈栓塞术（图3-6-14）。

5.术后随访

术后患者清醒，生命体征平稳，四肢肌力同术前、肌张力正常，感觉双侧对称存在，即刻复查造影显示动脉瘤已达致密填塞，其余正常血管显影良好。术后第3天复查头颅CT提示第四脑室出血较前明显吸收好转（图3-6-15）；术后1周复查头颅MRA提示动脉瘤不显影，载瘤动脉血流通畅（图3-6-16）。

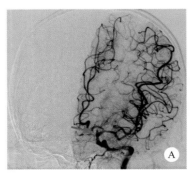
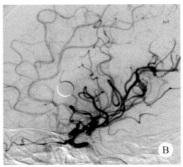

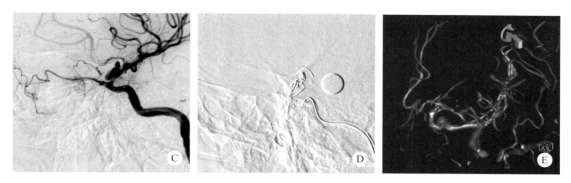

图3-6-14　支架辅助弹簧圈栓塞颈内动脉床突上段动脉瘤术中DSA影像

A.1周前患者DSA全脑血管造影见左侧颈内动脉床突上段有一动脉瘤；B.1周后择期手术术中造影发现动脉瘤较前明显增大，朝上子囊向内上方扩大，大小约1.0mm×0.8mm，动脉瘤直径约5.5mm×2.5mm，形态较原动脉瘤变宽，前后端膨大，动脉瘤为宽颈，需要在支架辅助下栓塞；C.根据旋转造影三维重建影像选择合适的工作角度并放大图像；D.将该支架输送微导管头端预置入左侧大脑中动脉M1段，采用支架半释放技术辅助，依次向动脉瘤腔及其子囊内填入MicroPlex10 complex 3mm/7cm、4mm/10cm、2mm/4cm，以及MicroPlex10 Helical-Soft 3mm/10cm、2mm/8cm、1mm/4cm各1枚，达致密填塞，术中不减影图像展示弹簧圈填塞过程及其形态；E.手术结束即刻旋转造影三维重建显示栓塞完全，动脉瘤基本不显影，载瘤动脉血流通畅（红色箭头所示为动脉瘤）

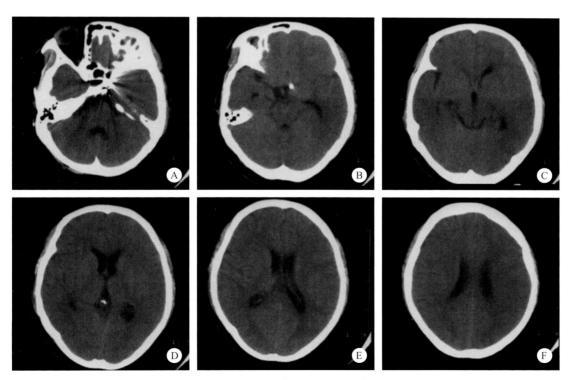

图3-6-15　术后复查头颅CT影像

A～F.第四脑室出血较前明显吸收好转，左侧颈内动脉床突段高密度，考虑术后改变，脑实质内未见明显出血或缺血病灶

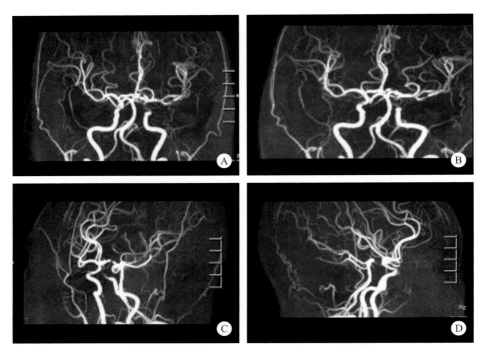

图3-6-16　术后复查头颅MRA影像

A ～ D.患者左侧颈内动脉床突上段宽颈动脉瘤栓塞术后1周复查头颅MRA，见动脉瘤不显影，载瘤动脉血流通畅

病例3　左侧颈内动脉眼动脉段动脉瘤

1.临床表现

患者女性，56岁，因"反复头昏、头痛5年，发现左侧颈内动脉瘤3天"就诊，头颈动脉CTA提示左侧颈内动脉虹吸部动脉瘤。既往无特殊病史。入院神经系统查体无明显阳性体征。

2.影像学检查

头颅CTA：左侧颈内动脉虹吸部动脉瘤（图3-6-17）。

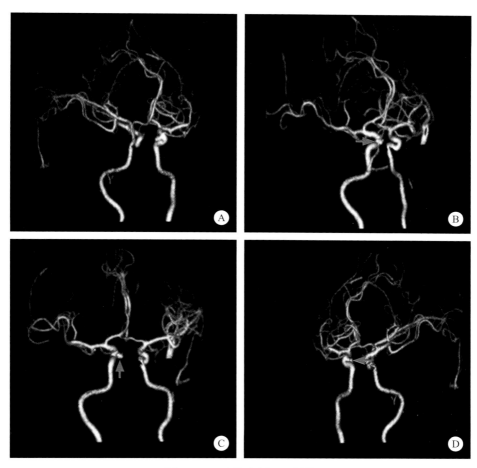

图3-6-17 术前头颅CTA影像

A～D.患者入院时头颅CTA多角度旋转显示左侧颈内动脉虹吸部有一动脉瘤，瘤壁似可见小的突起形成子囊（红色箭头所示为动脉瘤）

3. 诊断

左侧颈内动脉眼动脉段动脉瘤。

4. 治疗

单纯弹簧圈栓塞术（图3-6-18～图3-6-21）。

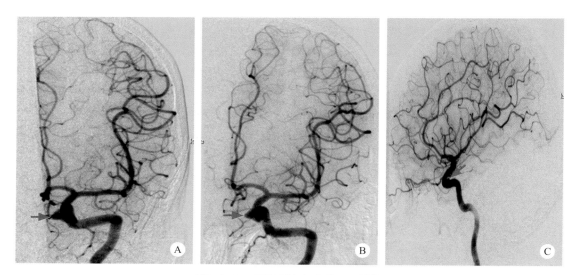

图3-6-18 动脉瘤栓塞术前DSA影像

A～C.患者入院后栓塞术前DSA血管内造影观察颅内动脉瘤情况及其与载瘤动脉之间的关系，左侧颈内动脉正位（A）、左前斜位（B）及侧位（C）造影见眼动脉段动脉瘤，呈椭圆形，大小约4mm×5mm×6mm，动脉瘤末端见小子囊向上方突起（红色箭头所示为动脉瘤）

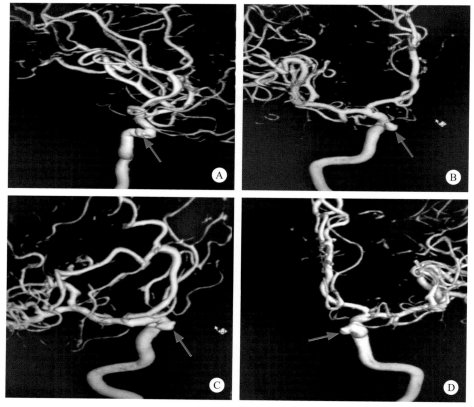

图3-6-19 动脉瘤栓塞术前DSA三维重建影像

A～D.DSA旋转造影三维重建从多个角度形象立体展示动脉瘤位于左侧颈内动脉眼动脉段后壁，瘤颈较宽，有分支血管从动脉瘤颈后方绕行，眼动脉由载瘤动脉前壁发出，栓塞术中需注意避免伤及这些血管（红色箭头所示为动脉瘤）

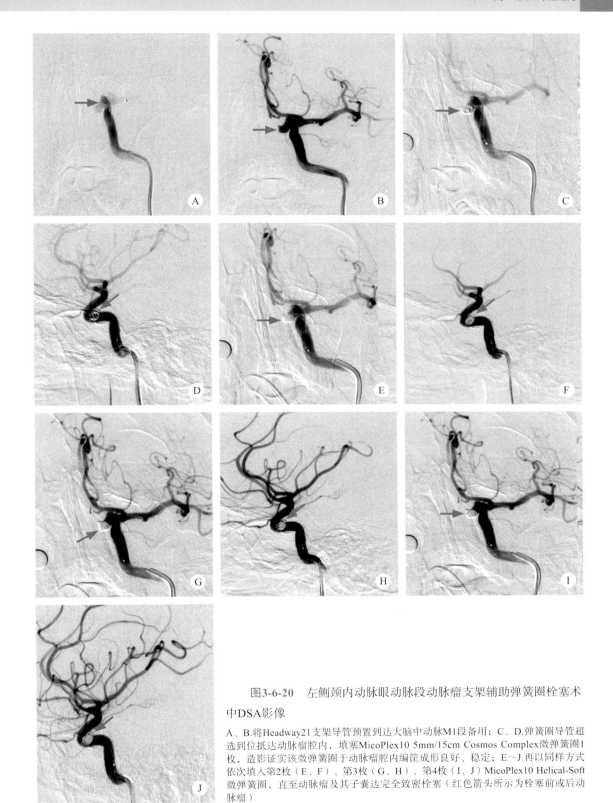

图3-6-20 左侧颈内动脉眼动脉段动脉瘤支架辅助弹簧圈栓塞术中DSA影像

A、B.将Headway21支架导管预置到达大脑中动脉M1段备用；C、D.弹簧圈导管超选到位抵达动脉瘤腔内，填塞MicoPlex10 5mm/15cm Cosmos Complex微弹簧圈1枚，造影证实该微弹簧圈于动脉瘤腔内编筐成形良好、稳定；E～J.再以同样方式依次填入第2枚（E、F）、第3枚（G、H）、第4枚（I、J）MicoPlex10 Helical-Soft微弹簧圈，直至动脉瘤及其子囊达完全致密栓塞（红色箭头所示为栓塞前或后动脉瘤）

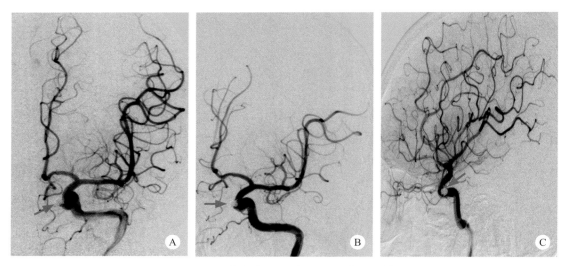

图3-6-21 栓塞术后即刻DSA造影复查影像

A～C.术后即刻多角度造影证实，左侧颈内动脉正位（A）、左前斜位（B）及侧位（C）动脉瘤已基本无显影，载瘤动脉通畅，眼动脉及其他正常血管显影良好（圆圈标记为眼动脉，箭头所指为栓塞动脉瘤）

5. 术后随访

术后患者清醒，生命体征平稳，四肢肌力、肌张力正常，即刻复查造影显示动脉瘤已达致密填塞（＞99%填塞率），达到治愈目的，其余正常血管显影良好。术后当天复查头颅CT提示栓塞术后改变，脑实质内未见明显出血或缺血病灶（图3-6-22）；术后第2天复查头颅MRI提示双侧额顶叶皮质新鲜无症状性腔隙性梗死（图3-6-23）。

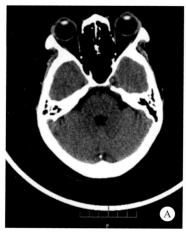
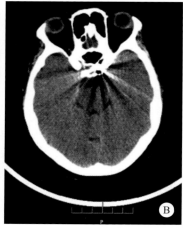
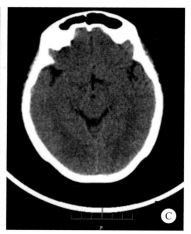

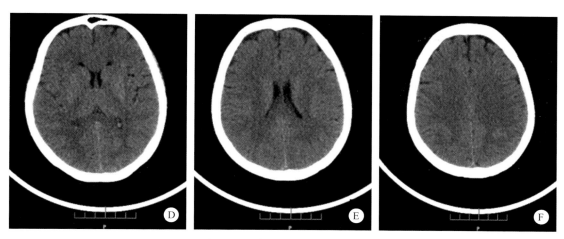

图3-6-22 术后复查头颅CT影像

A～F.患者动脉瘤栓塞术后当天复查头颅CT平扫显示颅底高密度金属伪影，为术后改变、脑实质内未见明显出血或缺血病灶

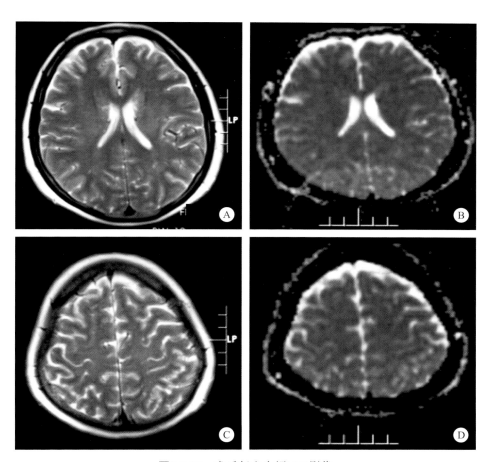

图3-6-23 术后复查头颅MRI影像

A～D.患者动脉瘤栓塞术后第2天复查头颅磁共振T$_1$WI（A）、T$_2$WI（B）、DWI（C）、ADC（D），双侧额顶叶皮质内见少量点状异常信号影，在弥散加权成像DWI（C）上呈高信号，ADC（D）上呈稍低信号，提示为新鲜无症状性腔隙性脑梗死

病例 4　左侧颈内动脉后交通段动脉瘤

1. 临床表现

患者女性，65岁，因"突发头痛10h余，伴意识丧失约10min"就诊。头颅CT提示蛛网膜下腔出血。既往有高血压病史20年，1年前曾行左侧乳腺癌根治术。

查体：BP 174/91mmHg，格拉斯哥昏迷评分15分，Hunt-Hess分级Ⅱ级，神志清，双侧瞳孔等大等圆，对光反射灵敏，四肢肌力、肌张力正常，病理反射未引出，颈抵抗，克氏征（＋）。

2. 影像学检查

头颅CT：蛛网膜下腔出血（图3-6-24）。

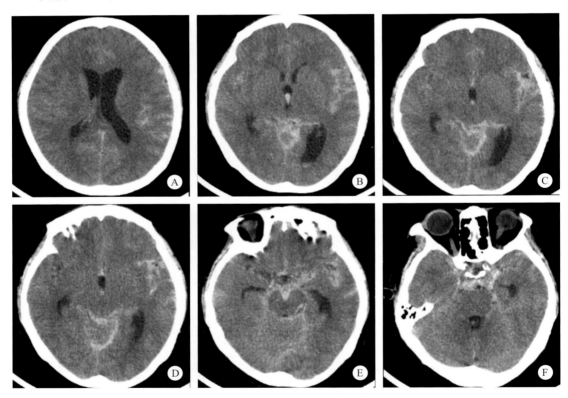

图3-6-24　术前头颅CT平扫影像

A～F.前纵裂、鞍上池、环池、侧脑室后角、第三脑室、左侧外侧裂等多个脑沟及脑室系统内见多发条状高密度影，符合广泛性蛛网膜下腔出血征象

3. 诊断

（1）左颈内动脉后交通段动脉瘤破裂并蛛网膜下腔出血。

（2）高血压3级，很高危。

（3）乳腺癌术后。

4. 治疗

单纯弹簧圈栓塞术（图3-6-25 ～图3-6-28）。

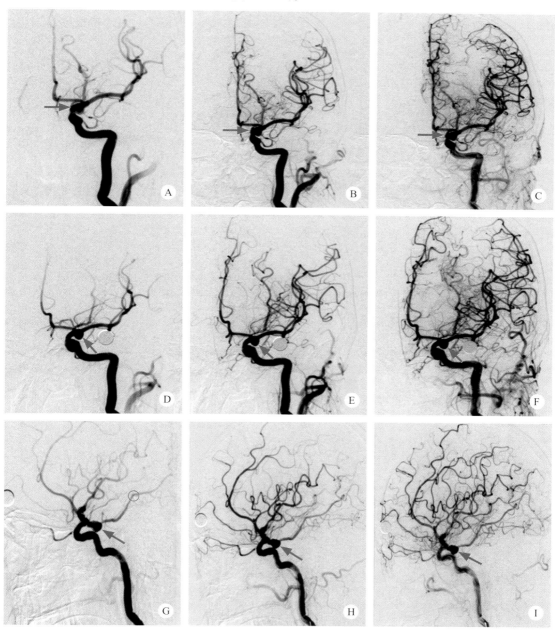

图3-6-25　动脉瘤栓塞术前DSA影像

A～I.左侧颈内动脉正位（A.动脉早期，B.动脉中期，C.动脉晚期）、左前斜位（D.动脉早期，E.动脉中期，F.动脉晚期）及侧位（G.动脉早期，H.动脉中期，I.动脉晚期）造影见其后交通动脉段一大小约10.5mm×6.5mm×6.0mm动脉瘤呈洋丝瓜形，瘤顶指向后下方，相对窄颈（圆圈标记为后交通动脉，箭头所示为左侧颈内动脉后交通段动脉瘤）

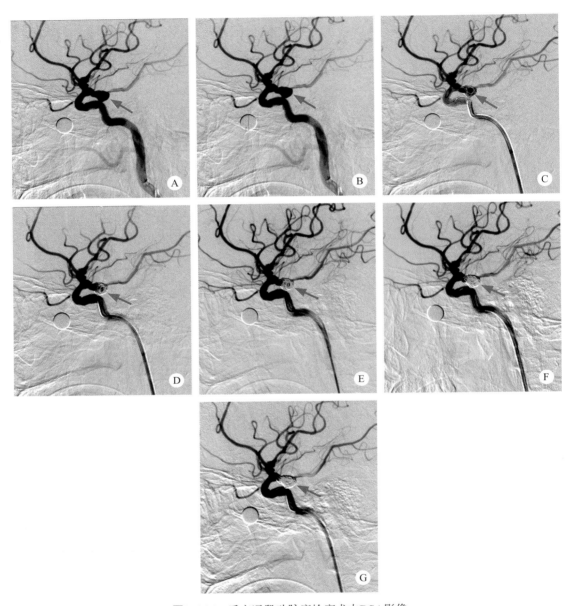

图3-6-26　后交通段动脉瘤栓塞术中DSA影像

A、B.于左侧颈内动脉侧位造影上局部放大，并对动脉瘤及其瘤颈宽度进行测量，瘤颈最窄处约3.6mm；C.选择性插管于左侧颈内动脉，于动脉瘤腔内填塞第一个微弹簧圈编筐成形良好、稳定；D～G.再以同样方式继续向动脉瘤腔内填入微弹簧圈，直至完全致密，基本无造影剂残留显影（红色箭头所示为栓塞前或后动脉瘤）

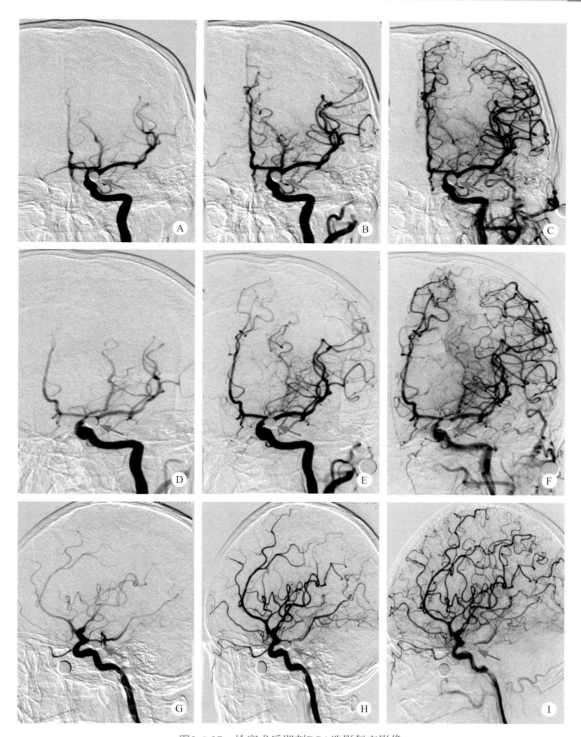

图3-6-27　栓塞术后即刻DSA造影复查影像

A～I.填塞完毕术后即刻造影，左侧颈内动脉正位（A.动脉早期，B.动脉中期，C.动脉晚期）、左前斜位（D.动脉早期，E.动脉中期，F.动脉晚期）及侧位（G.动脉早期，H.动脉中期，I.动脉晚期）多角度观察证实，动脉瘤已基本无显影，后交通动脉开放，血流通畅，其余正常血管显影良好（红色箭头所示为栓塞后动脉瘤）

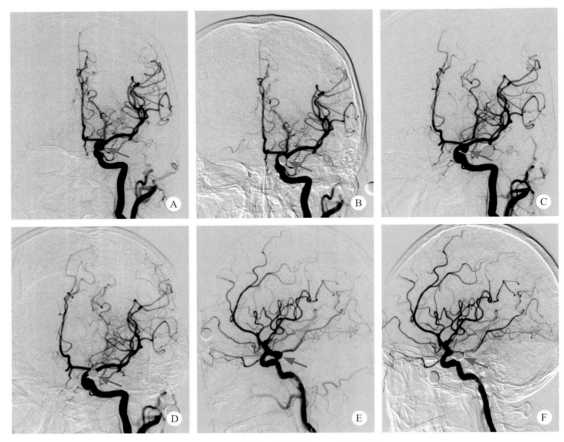

图3-6-28   栓塞手术前后DSA影像对比

A～F.患者术前造影与术后即刻造影对比动脉瘤栓塞情况，左侧颈内动脉正位（A.术前，B.术后）、左前斜位（C.术前，D.术后）、侧位（E.术前，F.术后）（红色箭头所示为栓塞前或后动脉瘤）

5.术后随访

术后麻醉复苏后自主呼吸恢复，生命体征平稳，神志清，可对答，间断出现烦躁，双侧瞳孔等大等圆，对光反射灵敏。四肢肌力、肌张力正常，病理反射未引出。颈抵抗，克氏征（＋）。手术结束即刻复查造影显示动脉瘤已达致密填塞（＞99%填塞率），达到治愈目的，其余正常血管显影良好。术后24h复查头颅CT，提示未见明显脑实质肿胀或出血（图3-6-29）。术后第3天复查头颅CT，提示蛛网膜下腔出血较术前明显吸收、减少（图3-6-30）。术后第4天头颅MRI提示少量蛛网膜下腔出血，弥散加权成像未见急性脑梗死（图3-6-31）。

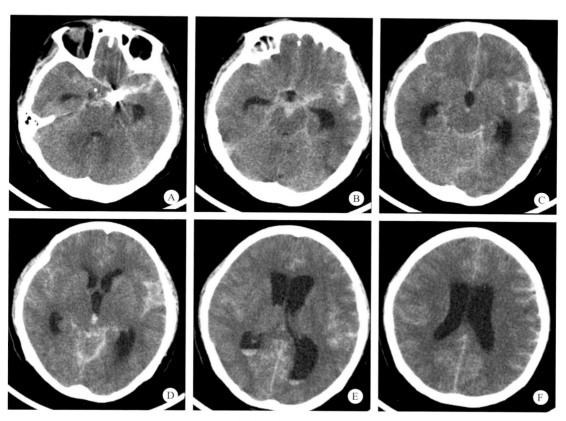

图3-6-29 术后24h复查头颅CT平扫影像

A～F.左侧鞍上见斑片状高密度影伴伪影,考虑为弹簧圈栓塞术后改变,脑沟及脑室系统内见多发条状高密度影,未见明显脑实质肿胀或出血

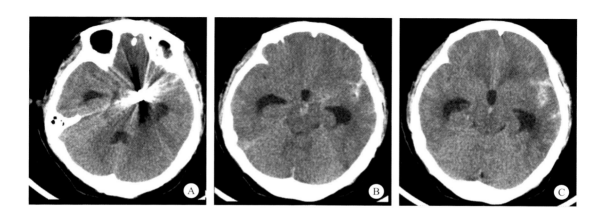

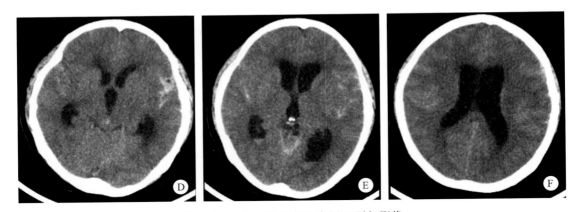

图3-6-30　术后第3天复查头颅CT平扫影像

A～F.左侧鞍上见斑片状高密度影伴伪影,为术后改变,蛛网膜下腔出血较前明显吸收、减少

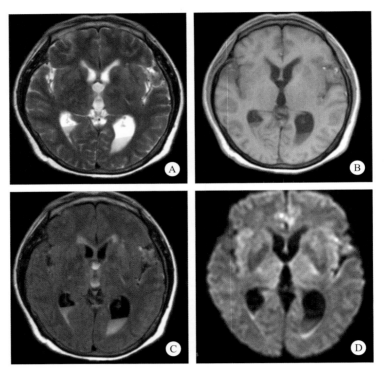

图3-6-31　术后第4天头颅MRI影像

A.磁共振T₂加权成像；B.磁共振T₁加权成像；C. FLAIR像；D.弥散加权成像。患者术后第4天头颅磁共振成像脑沟内见条状、片状短T₁、长T₂信号影,FLAIR像上呈稍高信号；双侧侧脑室后角内分层,呈等T₁、长T₂信号；弥散加权成像未见弥散受限表现。提示存在少量蛛网膜下腔出血,弥散加权成像未见急性脑梗死

第七章　大脑前动脉瘤

大脑前动脉瘤（anterior cerebral artery aneurysm，ACAA）常因大脑前动脉闭塞引起对侧下肢重于上肢的偏瘫，偏身感觉障碍，一般无面瘫。大脑前动脉单侧闭塞，由于有前交通动脉的侧支循环代偿，症状表现常不完全。偶见双侧大脑前动脉由一条主干发出，当其闭塞时可引起两侧大脑半球梗死，表现为双下肢瘫，尿失禁，有强握等原始反射及精神症状等。

要及时发现大脑前动脉瘤，常规进行CT检查。多数病例发病24h后逐渐出现低密度梗死灶，发病后2～15天可见均匀片状或楔形的明显低密度灶，大面积脑梗死伴脑水肿和占位效应。若是出血性梗死则呈现混杂密度部分恢复，在2～3周梗死吸收期，病灶水肿消失、吞噬细胞浸润及脑组织密度CT上难以分辨，称为"模糊效应"。增强扫描有诊断意义，梗死后5～6天出现增强现象，1～2周最明显，经扫描发现多例梗死病灶中约有90%含有不规则的病变组织。但有时CT检查不能显示脑干、小脑的较小梗死灶。

MRI可清晰显示早期缺血性梗死、脑干及小脑梗死、静脉窦血栓形成等，梗死后数小时即出现低T_1、高T_2信号灶，出血性梗死显示其中混杂高T_1信号。功能性MRI弥散加权成像（DWI）可早期诊断缺血性卒中，显示发病2h的缺血病变，为早期治疗提供重要信息。DSA可发现血管狭窄及闭塞部位，显示动脉炎、动脉瘤和静脉畸形等。腰穿检查只在不能做CT检查、临床又难以区别脑梗死与脑出血时进行，通常颅内压及脑脊液（CSF）常规正常。经颅多普勒（TCD）检查可发现颈动脉及颈内动脉狭窄、动脉粥样硬化斑或血栓形成。

病例 1　左侧大脑前动脉 A1 段动脉瘤

1. 临床表现

患者女性，59岁，因"突发头晕、头痛伴恶心呕吐21h余，意识丧失1次"就诊。入院头颅CT检查提示"蛛网膜下腔出血"。既往有高血压病史6年，血压最高达190/100mmHg，药物治疗控制不佳。

查体：BP 159/95mmHg，Hunt-Hess分级Ⅱ～Ⅲ级，嗜睡，能简单对答，颈部抵抗，四肢肌力5级，双侧Babinski征阳性。

2. 影像学检查

头颅CT：广泛蛛网膜下腔出血（图3-7-1）。

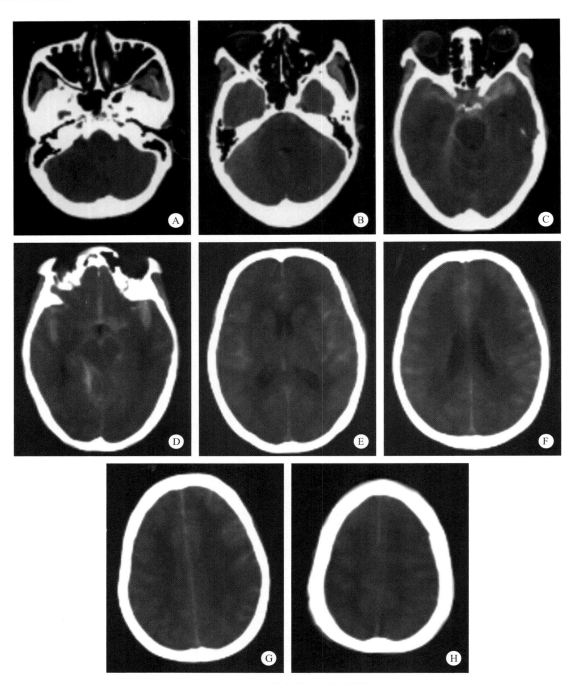

图3-7-1　术前头颅CT平扫影像

A～H.鞍上池、前纵裂、双侧外侧裂、双侧颞顶叶脑沟内高密度铸型影，提示广泛蛛网膜下腔出血

3.诊断

（1）左侧大脑前动脉A1段动脉瘤破裂并自发性蛛网膜下腔出血。

（2）高血压3级，很高危。

4.治疗

支架辅助弹簧圈栓塞术（图3-7-2和图3-7-3）。

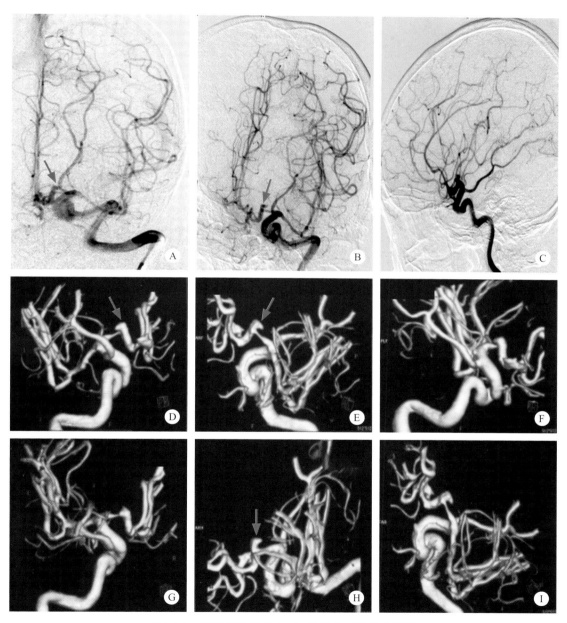

图3-7-2　动脉瘤栓塞术中DSA造影及三维重建影像

A～C.左侧颈内动脉正位（A）、左前斜位（B）及侧位（C）DSA造影显示左侧大脑前动脉A1段动脉瘤；D～I.从不同角度观察，旋转造影、三维重建观察颅内动脉瘤情况及其与载瘤动脉之间的关系，左侧大脑前动脉A1段可见一大小约1.6mm×2.8mm×0.7mm的动脉瘤，呈不规则形，瘤顶指向前上方，瘤颈宽（红色箭头所示为动脉瘤）

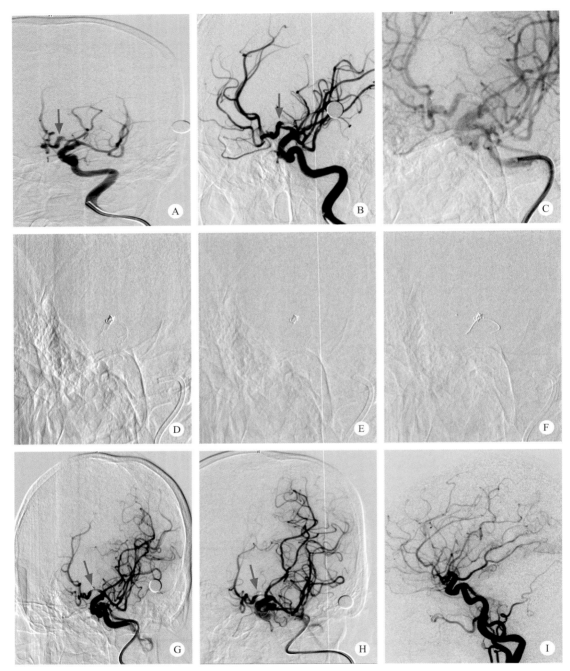

图3-7-3　左侧大脑前动脉A1段动脉瘤支架辅助弹簧圈栓塞术中DSA影像

A、B.选择性插管于左侧颈内动脉,6F导引导管到位,正位(A)和侧位(B)造影再次确认动脉瘤位置及形态,确定工作角度;C.支架导管超选预置到达左侧大脑前动脉A2段备用,便于释放支架;D.弹簧圈微导管超选到位,抵达动脉瘤腔内,填塞MicoPlex10 2mm/4cm 微弹簧圈编筐成形良好、稳定后,经A2段导管送入LVIS 3.5 mm×15mm支架一枚证实其定位良好后释放,近端置于左侧颈内动脉交通段,造影证实其释放完全;E、F.经弹簧圈微导管再以同样方式依次填入第2枚(E)、第3枚(F)MicoPlex10 Helical-Soft微弹簧圈,直至动脉瘤完全致密栓塞;G~I.术后即刻多角度造影证实,左侧颈内动脉正位(G)、左前斜位(H)及侧位(I)动脉瘤已基本无显影,载瘤动脉通畅,其余正常血管显影良好(红色箭头所示为栓塞前或后动脉瘤)

5. 术后随访

术后即刻复查DSA造影，多角度造影证实动脉瘤基本无显影，已达致密填塞（＞98%填塞率），达到治愈目的，其余正常血管显影良好。术后即刻复查头颅CT：右侧额颞顶叶高密度影（造影剂滞留与出血鉴别）（图3-7-4）。动态复查头颅CT：高密度影逐渐消失，无占位效应（图3-7-5和图3-7-6）。

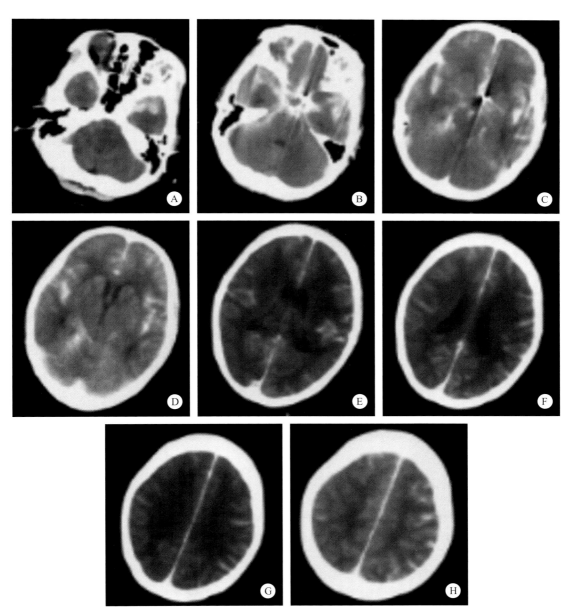

图3-7-4 术后即刻复查头颅CT影像

A～H.颅内脑沟及双侧外侧裂区多发密度增高影，造影剂滞留与出血待鉴别；鞍上池左前方见高密度影伴明显伪影，考虑为术后改变

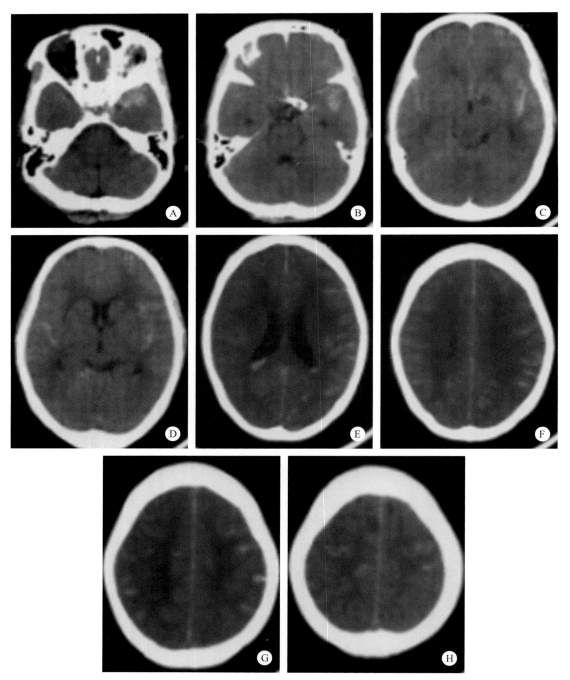

图3-7-5 术后48h复查头颅CT影像

A ～ H.脑沟及双侧外侧裂区多发高密度影明显吸收变淡，鞍上池左前方见高密度影伴伪影

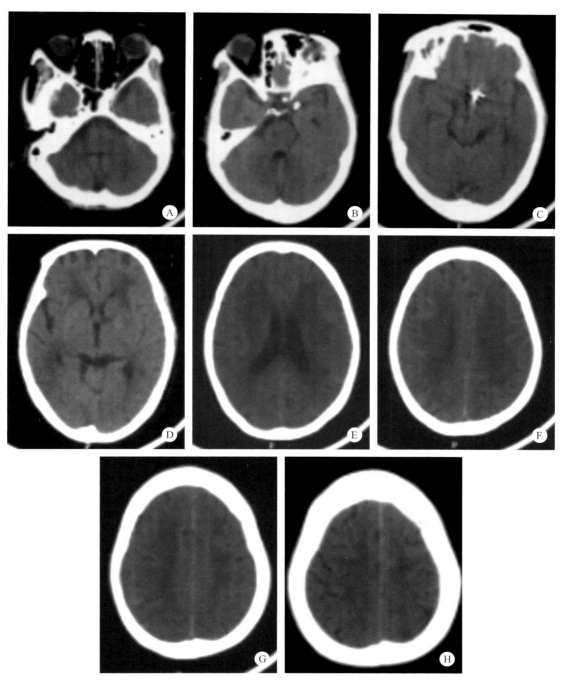

图3-7-6 出院后1个月复查头颅CT影像

A ～ H.鞍上池左前方见高密度影伴伪影，为栓塞术后改变，未见明显脑梗死或脑出血及蛛网膜下腔出血征象

病例 2   左侧大脑前动脉 A2、A3 段交界处动脉瘤

1. 临床表现

患者女性，49岁，因"检查发现颅内动脉瘤7天"入院。患者于7天前晨起发现口角歪斜，伴左眼疼痛，并行头颅MRI平扫＋弥散成像未见新鲜脑梗死灶；MRA提示大脑前动脉瘤；头颈部CTA提示左侧大脑前动脉瘤，动脉瘤内钙化。为求进一步治疗入院。既往无特殊病史。

查体：格拉斯哥昏迷评分15分，意识清，语言清晰，左侧周围性面瘫，神经系统无其他阳性体征。

2. 影像学检查

头颅CT平扫：前纵裂内、双侧侧脑室前角之间可见一类圆形稍高密度结节影（图3-7-7）。

头颅CTA：左侧大脑前动脉瘤（图3-7-8）。

头颅MRI＋MRA：头颅平扫＋弥散成像未见异常，MRA提示左侧大脑前动脉瘤（图3-7-9）。

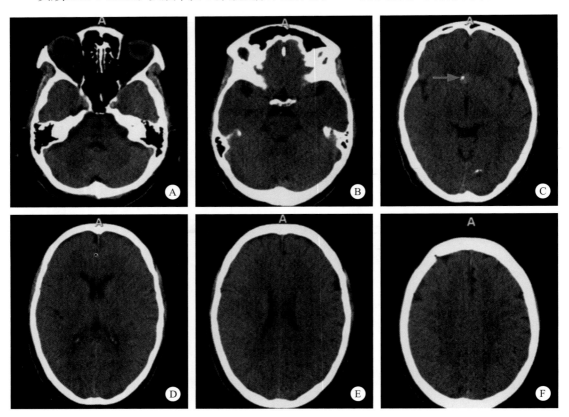

图3-7-7   头颅CT平扫影像

A～F.前纵裂内、双侧侧脑室前角之间可见一类圆形稍高密度结节影，边界清楚，大小约0.9cm×1.0cm，病灶内可见一极高密度钙化影（如箭头所示）

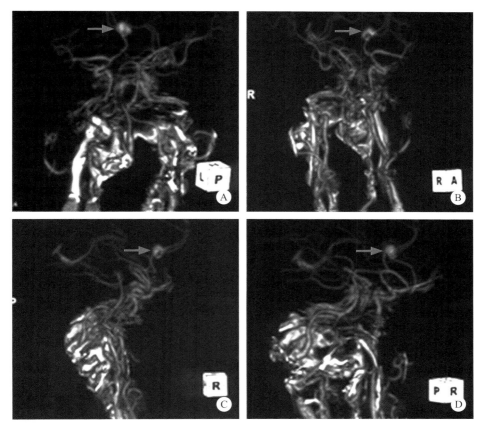

图3-7-8 头颅CTA平扫影像

A～D.头颈动脉CTA成像并三维重建影像，多个角度观察显示左侧大脑前动脉A2、A3段交界处动脉瘤，并可见瘤内钙化（红色箭头所示为动脉瘤）

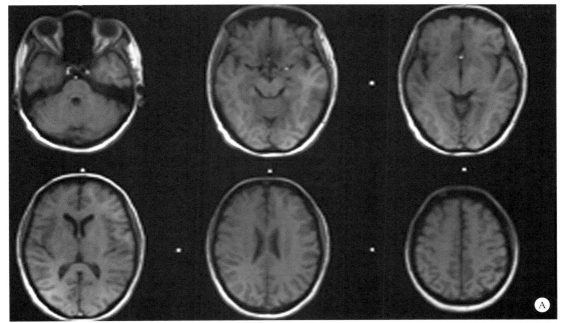

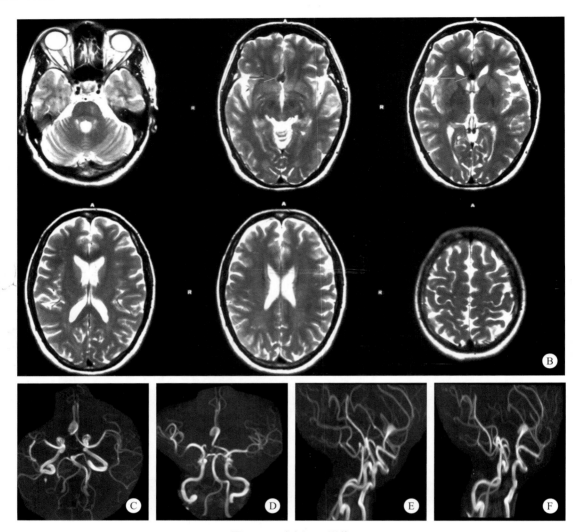

图3-7-9　头颅MRI影像

A、B. T₁加权成像（A）、T₂加权成像（B）见双侧大脑前动脉间（前纵裂内）血管流空影（如箭头所示），大小约0.9cm×1.0cm；C～F. MRA多角度旋转显示病灶为左侧大脑前动脉A2、A3段交界处动脉瘤

3. 诊断

（1）左侧大脑前动脉A2、A3段交界处动脉瘤，未破裂。

（2）周围性面瘫。

4. 治疗

支架辅助弹簧圈栓塞术（图3-7-10和图3-7-11）。

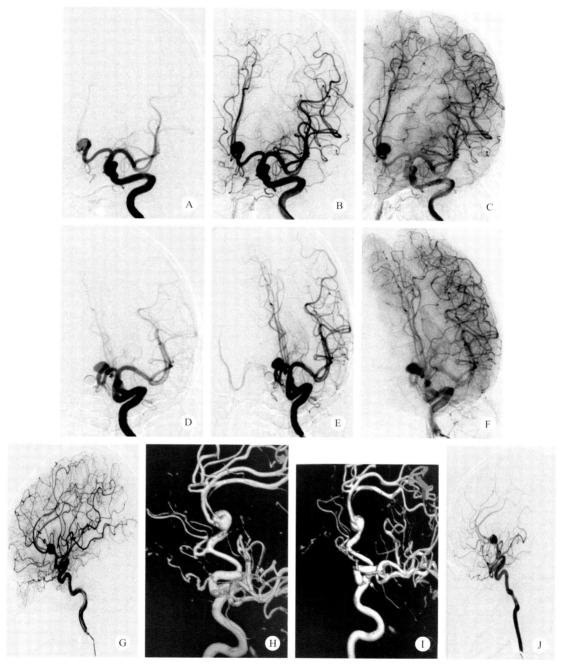

图3-7-10 动脉瘤栓塞术中DSA造影及三维重建影像

患者栓塞术中不同角度、不同时相DSA造影观察动脉瘤位置及形态。A～C.左侧颈内动脉正位（A.动脉早期显像，B.动脉中期显像，C.动脉晚期显像）造影；D～F.左侧颈内动脉左前斜位（D.动脉早期显像，E.动脉中期显像，F.动脉晚期显像）造影、G.左侧颈内动脉侧位造影动脉中期显像，见左侧大脑前动脉A2、A3段交界处一巨大球状动脉瘤；H、I.旋转造影三维重建，从不同角度立体展示左侧大脑前动脉A2、A3段交界处动脉瘤，大小约6.8mm×8.6 mm×4.5mm，呈球状，瘤顶指向右外侧方，瘤颈相对窄颈，且见其远端有两个分支血管发出；J.根据三维重建图像确定合适的工作角度并造影

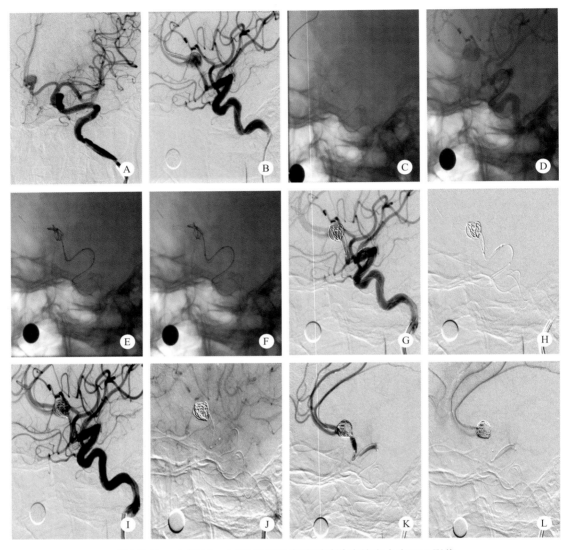

图3-7-11　左侧A2、A3段交界处未破裂动脉瘤栓塞术中DSA影像

A.选择性插管于左侧颈内动脉，导引导管到位并造影；B.经导引导管超选择性插管，反复塑形后经左侧大脑前动脉A2、A3交界处动脉瘤腔内将Headway17微导管头端送入其远端血管分支内准备置入支架；C.不减影图像显示支架导管预置位置、导管头端；D.弹簧圈微导管头端经塑形后向动脉瘤腔进行超选，不减影图像上清晰可见微导丝及微导管头端；E、F.通过弹簧圈微导管部分填塞微弹簧圈于动脉瘤腔内，经预先留置的Headway17微导管送入"血管重建装置和传送系统2.5mm×23mm"至左侧大脑前动脉A2、A3段交界处动脉瘤远端分支内，采用半释放技术逐步释放支架，不减影图像上清晰可见支架远端三个标记点；G.经造影确认第一枚微弹簧圈编笼成形良好、稳定后，完全释放支架，再次造影证实支架位置、打开良好，贴壁性好，血流通畅；H.不减影图像清晰显示支架完全打开后两个末端的标记点；I~L.调整弹簧圈微导管头端位置，继续向动脉瘤腔内填塞微弹簧圈，直至动脉瘤逐渐致密栓塞不显影，不减影图像（J、L）清晰显示弹簧圈及支架形态

5. 术后随访

术后患者清醒，生命体征平稳，四肢肌力、肌张力正常，即刻复查造影显示动脉瘤基本无显影，已达致密填塞（＞99%填塞率），达到治愈目的，其余正常血管显影良好。术后4个月复查DSA全脑血管造影提示左侧大脑前动脉A2、A3段交界处动脉瘤见栓塞术后

影，支架通畅，A2、A3 段远端血流通畅。

病例3 右侧大脑前动脉 A3 段动脉瘤

1. 临床表现

患者女性，57岁，因"突发头痛伴呕吐4天余"就诊。于当地医院头颅CT检查提示左侧额叶脑出血破入脑室，脑室铸型；头颈动脉CTA检查提示颅内多发动脉瘤。经上级医院专科远程会诊，转入上级医院进一步治疗。既往有高血压病史4年，使用两联口服降压药物治疗，未规律监测血压。

查体：格拉斯哥昏迷评分15分，意识清，颈部抵抗，约颌下三横指，双侧肢体肌张力正常，左侧上、下肢肌力4级，右侧上、下肢肌力4级，双侧Babinski征可疑阳性。

2. 影像学检查

头颅CT：蛛网膜下腔出血，左侧额叶脑出血破入脑室（图3-7-12和图3-7-13）。

头颈动脉CTA：颅内多发动脉瘤。

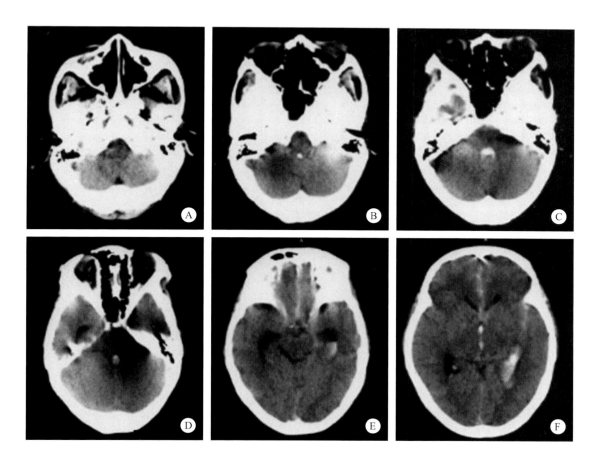

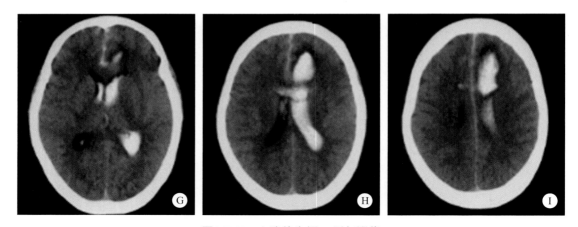

图3-7-12 入院前头颅CT平扫影像

A～I.颅内脑沟、前纵裂、双侧外侧裂内高密度蛛网膜下腔出血影，左侧额叶脑出血破入脑室，脑室铸型

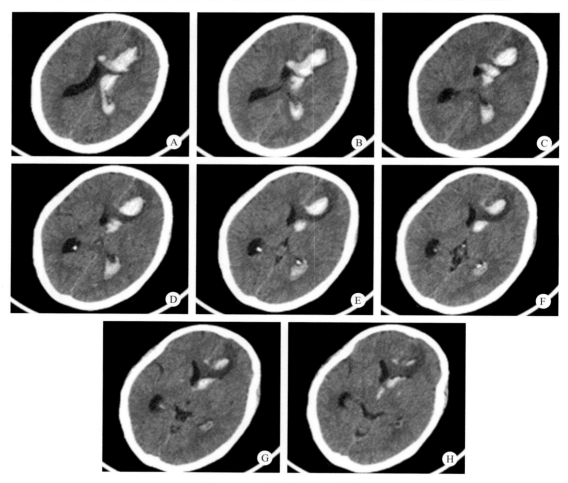

图3-7-13 入院后头颅CT影像

A～H.患者起病后4天入院行头颅CT平扫显示脑沟脑裂内高密度影明显变淡，左侧额叶脑出血形成血肿，并破入脑室内引起左侧侧脑室内积血，额叶病灶周围见低密度水肿带

3. 诊断

（1）右侧大脑前动脉A3段球形动脉瘤破裂并右额叶脑出血，破入脑室，自发性蛛网膜下腔出血。

（2）右侧大脑中动脉分叉部动脉瘤。

（3）高血压3级，很高危。

4. 治疗

EVAL非黏附性液体栓塞剂动脉瘤栓塞术（图3-7-14和图3-7-15）。

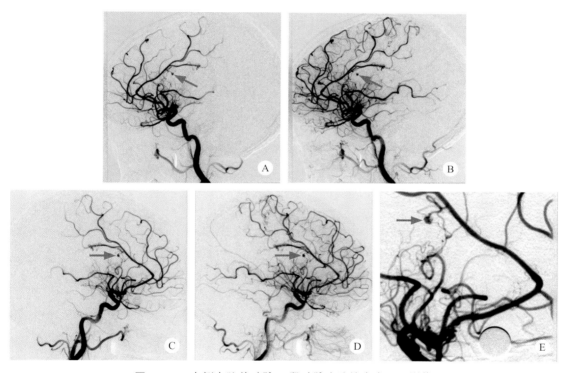

图3-7-14 右侧大脑前动脉A3段动脉瘤胶栓术中DSA影像

A、B.术中栓塞前右侧颈内动脉侧位DSA血管造影（A.动脉早期，B.动脉中晚期）见右侧大脑前动脉A3段微小动脉瘤，呈球形，判断为患者蛛网膜下腔出血的责任动脉瘤；C、D.旋转造影后选择合适的工作角度（C.动脉早期显像，D.动脉中晚期显像）；E.工作角度局部放大显示，并在造影确认微导管送至A3段分支内到位良好后注入EVAL非黏附性液体栓塞剂进行栓塞（红色箭头所示为微小动脉瘤）

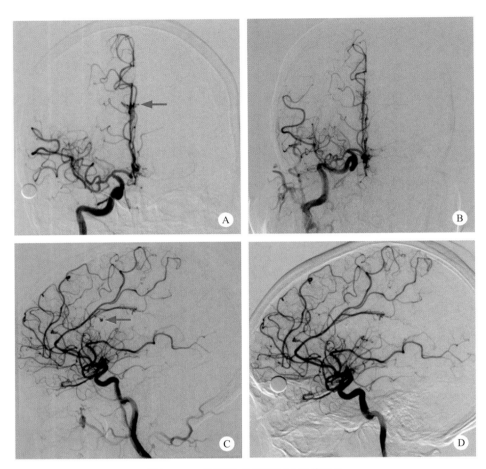

图3-7-15　栓塞手术前后DSA影像对比

A～D.患者术前造影与术后即刻造影对比动脉瘤栓塞情况，右侧颈内动脉正位（A.术前，B.术后）、侧位（C.术前，D.术后）提示动脉瘤未显影，左侧颈内动脉各分支血流通畅、显影良好（红色箭头所示为微小动脉瘤）

5. 术后随访

术后即刻行大脑前动脉造影，动脉瘤未见显影，左侧颈内动脉各分支显影良好，手术已达治愈目的。术后第1天复查头颅CT平扫：左侧额叶脑出血破入脑室，血肿密度较前降低、范围缩小，侧脑室积血程度较前亦有减轻；左侧额叶、胼胝体区条状高密度影伴伪影，为术后改变（图3-7-16）。术后3个月复查全脑血管DSA造影：右侧大脑中动脉分叉部见动脉瘤，大小及形态较前无明显变化；右侧大脑前动脉A3段球形动脉瘤栓塞术后改变，动脉瘤无复发。

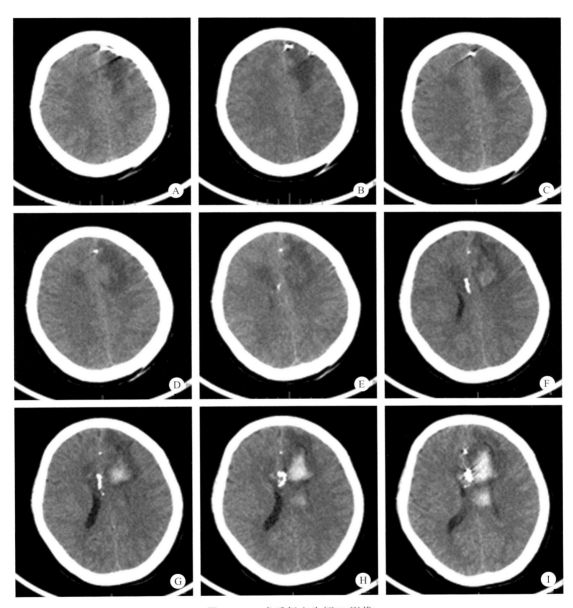

图3-7-16 术后复查头颅CT影像

A～I.患者动脉瘤栓塞术后第1天复查头颅CT平扫，显示左侧额叶脑出血破入脑室，血肿密度较前降低、范围缩小，侧脑室积血程度较前亦有减轻；左侧额叶、胼胝体区条状高密度影伴伪影，为术后改变

第八章　前交通动脉瘤

颅内动脉瘤（intracranial aneurysm）破裂是自发性蛛网膜下腔出血最常见的原因，是当今人类致死、致残常见的脑血管疾病。前交通动脉瘤（anterior communicating aneurysm，ACA）是指发生在大脑动脉环的一种神经血管系统疾病，是颅内常见的动脉瘤之一。前交通动脉瘤的发病率在动脉瘤的发病率中比较高，主要发病人群是中老年人。该病早期临床可无任何症状，或仅有轻微的头昏、头痛。随着疾病的进展，动脉瘤一旦破裂出血，患者出现剧烈头痛、频繁呕吐、大汗淋漓，体温可升高，甚至出现意识障碍、昏迷。部分患者出血前有劳累、情绪激动等诱因，也有的无明显诱因或在睡眠中发病。男性多于女性（破裂后易形成脑内血肿，血肿多位于额叶底面和大脑纵裂，且易破入侧脑室前角），发生较多精神症状。

前交通动脉瘤治疗方法较多，以前多采取开颅夹闭术，而随着介入技术的不断提高及介入材料的更新迭代，目前通常以介入栓塞术为首选。经典神经外科手术治疗颅内动脉瘤难度较大，致死率高；应用显微神经外科技术进行颅内动脉瘤手术显著降低了颅内动脉瘤手术的致死率、致残率。

病例1　弹簧圈栓塞治疗前交通动脉窄颈动脉瘤

1. 临床表现

患者男性，53岁，因"突发剧烈头痛7h"就诊。既往有高血压病史1年，最高血压达180/100mmHg。头颅CT检查提示广泛蛛网膜下腔出血，DSA显示前交通动脉瘤。

查体：BP 176/84mmHg，烦躁，脑膜刺激征阳性，四肢肌力5级，病理征未引出，Hunt-Hess评分3分。

2. 影像学检查

（1）入院当日急诊头颅CT平扫：双侧大脑半球对称，多个脑池、脑沟内密度增高，广泛蛛网膜下腔出血征象，中线结构居中，幕上脑室未见明显扩大（图3-8-1）。

（2）入院后急诊行DSA全脑血管造影：前交通动脉段动脉瘤，动脉瘤呈椭圆形，指向前下方，窄颈，相对分隔，瘤体大小约4mm×5mm×3mm（图3-8-2）。

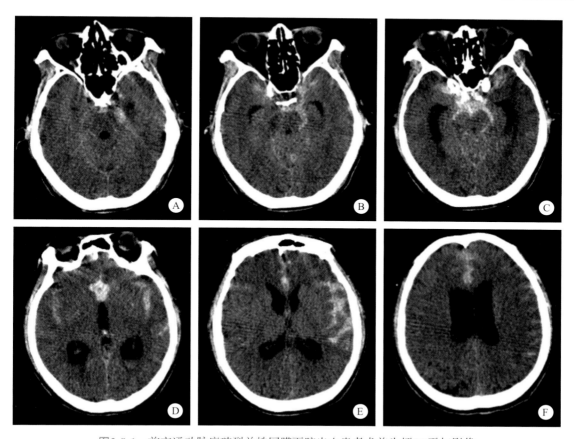

图3-8-1 前交通动脉瘤破裂并蛛网膜下腔出血患者术前头颅CT平扫影像

A～F.术前横断位头颅CT平扫显示颅底脑池、脑沟内（A、B）、鞍上池（C）、前纵裂（D）、外侧裂（E）、额顶叶脑沟（F）内广泛高密度影，蛛网膜下腔出血征象

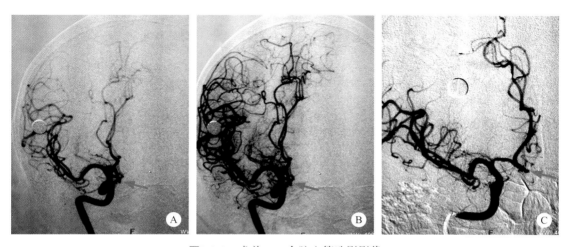

图3-8-2 术前DSA全脑血管造影影像

A、B.术前DSA全脑血管造影证实蛛网膜下腔出血责任病灶为前交通动脉瘤，于右侧颈内动脉斜位造影可见前交通动脉段动脉瘤，动脉早期显影（A）、动脉中晚期显影（B）；C.选择合适的工作角度，测量动脉瘤的瘤体大小、大脑前动脉A1段抵瘤颈的长度（红色箭头所示为动脉瘤）

3.诊断

前交通动脉瘤破裂并蛛网膜下腔出血。

4.治疗

弹簧圈单纯栓塞术（图3-8-3～图3-8-6）。

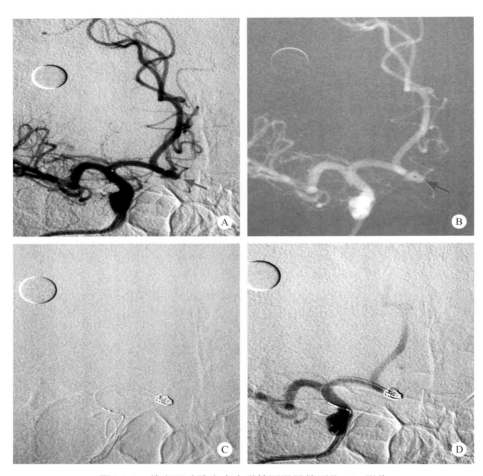

图3-8-3　前交通动脉瘤术中弹簧圈微导管到位DSA影像

A.弹簧圈微导管超选到位；B.利用"路图示踪"技术显示微导管到位，可见微导管头端置入动脉瘤腔内；C.动脉瘤腔内填塞弹簧圈，裸图显示微弹簧圈于动脉瘤腔内编筐成形良好、稳定后，依次填入填充圈直至完全致密；D.造影显示微弹簧圈填塞过程（红色箭头所示为动脉瘤）

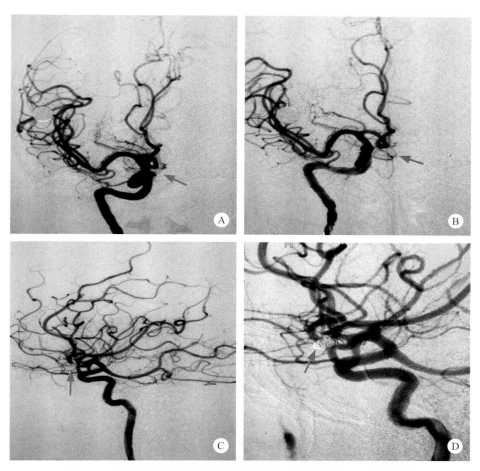

图3-8-4 前交通动脉瘤术中单纯弹簧圈栓塞术后即刻DSA造影影像

弹簧圈栓塞术后即刻多角度造影证实动脉瘤已基本无显影，已达到致密填塞，载瘤动脉通畅。A.右侧颈内动脉造影正位；B.右侧颈内动脉造影右前斜位；C.右侧颈内动脉造影侧位；D.右侧颈内动脉造影侧位，填塞动脉瘤局部放大影像（红色箭头所示为栓塞后动脉瘤）

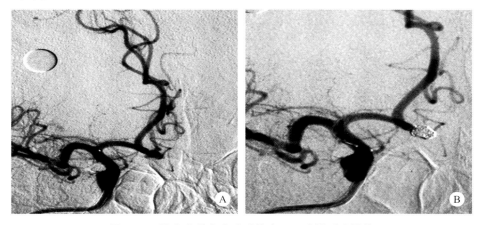

图3-8-5 栓塞术前和术后动脉瘤DSA造影对比影像

A.术前动脉瘤DSA显影情况；B.弹簧圈栓塞术后DSA影像，可见动脉瘤完全不显影，瘤腔完全被弹簧圈所填塞致密

5. 术后随访

术后患者清醒，生命体征平稳，四肢肌力、肌张力正常，即刻复查造影显示动脉瘤已达致密填塞（＞99%填塞率），达到治愈目的，其余正常血管显影良好。术后第3天复查头颅CT提示蛛网膜下腔出血较术前明显吸收、减少（图3-8-6）。术后第10天复查头颅CT提示蛛网膜下腔出血已完全吸收、消失（图3-8-7）。

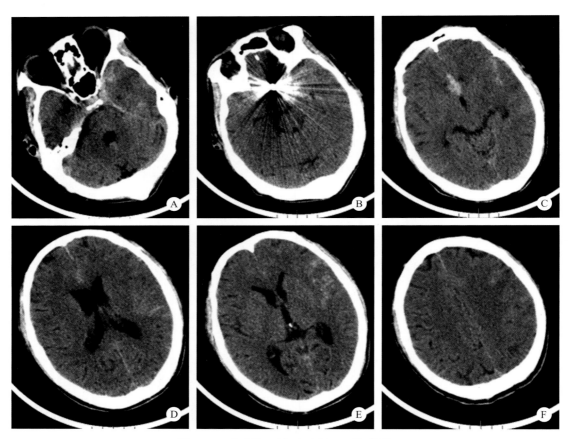

图3-8-6　术后第3天复查头颅CT平扫影像

A～F.前交通动脉瘤弹簧圈单纯栓塞术后第3天复查头颅CT平扫，显示双侧大脑半球对称，双侧脑沟和脑池内见密度增高积液影，鞍上区见片状金属影及伪影（B），各脑室、脑池大小、形态正常，中线结构居中。对比术前，蛛网膜下腔出血明显吸收、减少

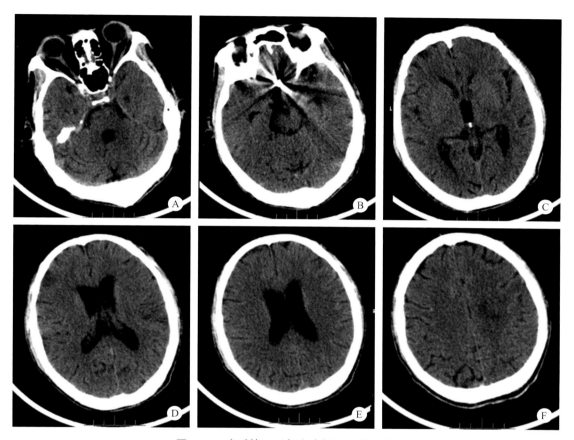

图3-8-7　术后第10天复查头颅CT平扫影像

A～F.前交通动脉瘤弹簧圈单纯栓塞术后第10天复查头颅CT平扫，显示双侧大脑半球对称，鞍上区见片状金属影及伪影
（B），各脑室、脑池大小、形态正常，中线结构居中，动脉瘤栓塞术后改变，蛛网膜下腔出血较前已完全吸收、消失

病例2　前交通动脉瘤破裂并蛛网膜下腔出血

1. 临床表现

患者女性，70岁，因"突发头痛11h"就诊，头痛为持续性剧烈痛，伴恶心、呕吐，呕吐3次、非喷射性，呕吐物为胃内容物，未见咖啡样物质。头颅CT提示蛛网膜下腔出血，由外院转入。既往无特殊病史。

查体：格拉斯哥昏迷评分15分，意识清，颈部稍抵抗，双侧Babinski征可疑阳性。

2. 影像学检查

头颅CT：蛛网膜下腔出血，侧脑室积血（图3-8-8）。

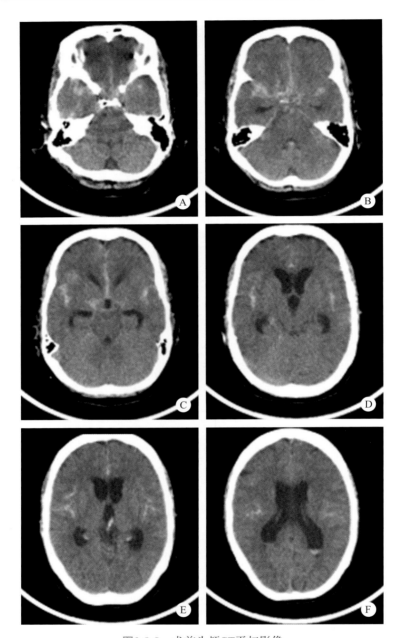

图3-8-8　术前头颅CT平扫影像

A～F.鞍上池、前纵裂、双侧外侧裂、左侧侧脑室后角内高密度铸型影，提示广泛蛛网膜下腔出血，侧脑室积血

3.诊断

前交通动脉瘤破裂并蛛网膜下腔出血。

4.治疗

单纯弹簧圈栓塞术（图3-8-9～图3-8-11）。

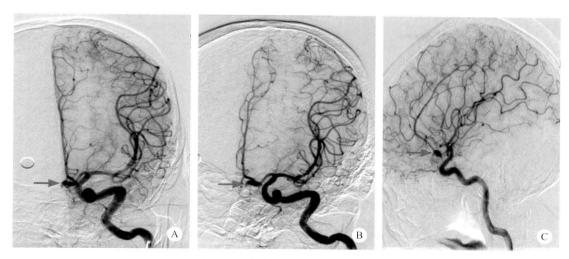

图3-8-9　动脉瘤栓塞术前DSA影像

A～C.患者栓塞术前DSA血管内造影观察颅内动脉瘤情况及其与载瘤动脉之间的关系，左侧颈内动脉正位（A）、左前斜位
（B）及侧位（C）造影于前交通动脉开口处可见一圆柱形动脉瘤，大小4mm×5mm×7mm；多角度造影观察后确定工作角度
（RAO 27°，CRAN 130°），能够充分展示动脉瘤形态和大小和瘤颈及其与载瘤动脉的关系（红色箭头所示为动脉瘤）

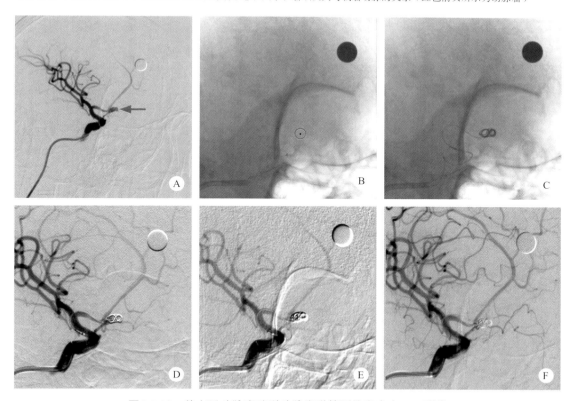

图3-8-10　前交通动脉瘤破裂动脉瘤弹簧圈栓塞术中DSA影像

A、B.在微导丝引导下，将Headway17微导管超选入左侧大脑前动脉A1段，微导管头端送至动脉瘤腔内（圆圈所示为微导管头
端，红色箭头所示为动脉瘤）；C、D.确认弹簧圈微导管到位良好后，填塞MicoPlex 4mm/10cm Complex微弹簧圈1枚，造影证
实该微弹簧圈于动脉瘤腔内编筐成形良好、稳定；E、F.再以同样方式继续向动脉瘤体内填入MicoPlex10 Helical-Soft微弹簧圈
共计7枚，以达致密填塞。反转图像（B、C）和不减影图像（E）上可清晰显示微导管头端及弹簧圈形态

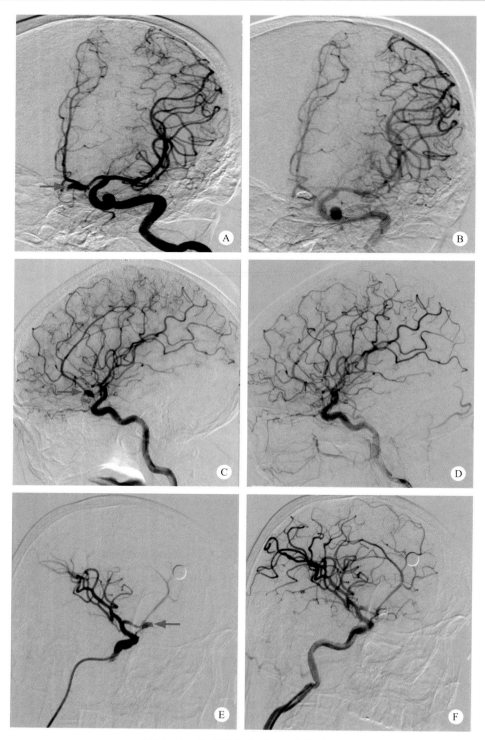

图3-8-11   栓塞手术前后DSA影像对比

A～F.患者术前造影与术后即刻造影对比动脉瘤栓塞情况，左侧颈内动脉正位（A.术前，B.术后）、侧位（C.术前，D.术后）、工作角度（E.术前，F.术后）显示动脉瘤基本致密填塞、不显影，左侧颈内动脉各分支血流通畅、显影良好（红色箭头所示为动脉瘤）

5. 术后随访

术后患者清醒，生命体征平稳，四肢肌力、肌张力正常，即刻复查造影显示动脉瘤已达致密填塞（＞99%填塞率），达到治愈目的，其余正常血管显影良好。术后第2天头颅MRI检查提示蛛网膜下腔出血亚急性期，无新鲜脑梗死灶（图3-8-12）；术后第5天复查头颅CT提示鞍上区高密度影伴伪影，为栓塞术后改变，原蛛网膜下腔出血已基本消失（图3-8-13）。

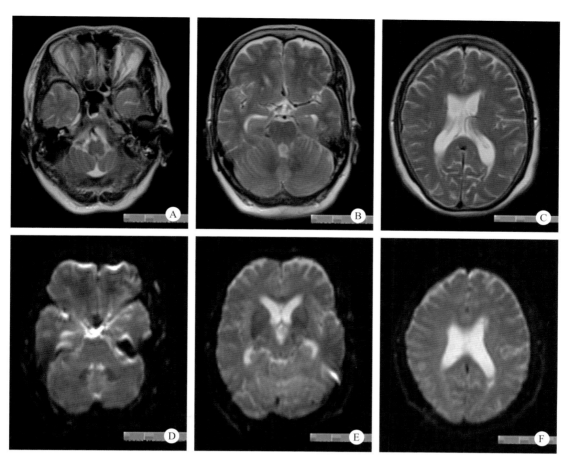

图3-8-12　术后头颅MRI影像

A～C.患者动脉瘤栓塞术后第2天头颅磁共振T₂WI，见脑沟裂池内多发条状稍高信号影，提示蛛网膜下腔出血亚急性期；D～F.弥散加权成像DWI上未见弥散受限高信号影，无新鲜脑梗死灶

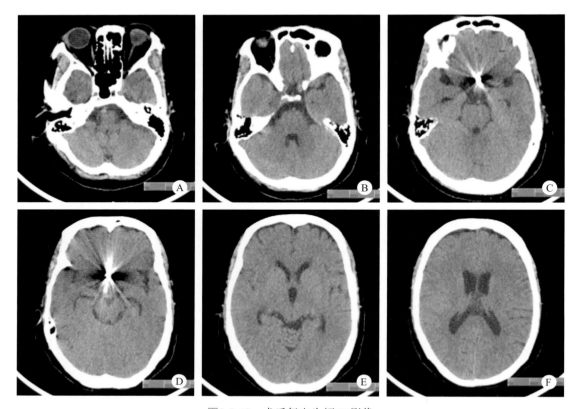

图3-8-13　术后复查头颅CT影像

A～F.患者动脉瘤栓塞术后第5天复查头颅CT，平扫见鞍上区高密度影伴伪影，考虑为弹簧圈栓塞术后改变；脑沟及脑室系统内未见异常密度影，蛛网膜下腔出血已基本消失

病例3　支架辅助栓塞前交通动脉瘤

1. 临床表现

患者男性，56岁，因"头痛、头昏20余天，伴发作性呼之不应1次"收住入院。入院查体：一般情况可，心肺腹查体未见明显异常，神经系统查体未见明显异常。头颅CT平扫考虑蛛网膜下腔出血。

2. 影像学检查

头颅CT：考虑蛛网膜下腔出血（图3-8-14）。

头颈动脉CTA：前交通动脉三叶状不规则动脉瘤，左侧大脑后动脉中段轻度狭窄，左侧大脑中动脉中远段纤细，中段局部轻度狭窄（图3-8-15）。

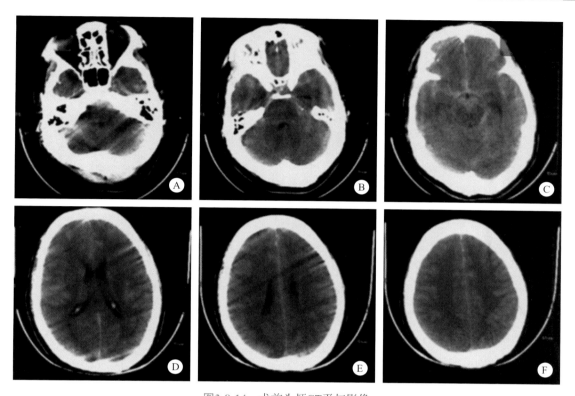

图3-8-14 术前头颅CT平扫影像

A～F.患者入院后行头颅CT平扫显示颅内脑沟内、鞍上池、外侧裂、前纵裂密度增高影，提示广泛蛛网膜下腔出血

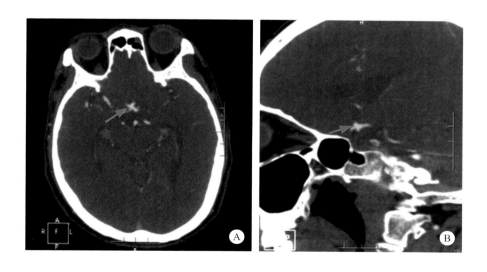

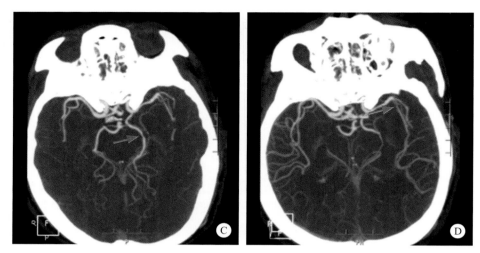

图3-8-15　术前头颈动脉CTA影像

A~D.头颈动脉CT血管成像三维重建显示前交通动脉三叶状不规则动脉瘤（A、B，红色箭头所示为动脉瘤）；左侧大脑后动脉中段轻度狭窄，左侧大脑中动脉中远段纤细，中段局部轻度狭窄（C、D，红色箭头所示为大脑后动脉及大脑中动脉狭窄处）

3. 诊断

前交通动脉瘤破裂并蛛网膜下腔出血。

4. 治疗

支架辅助弹簧圈栓塞术（图3-8-16）。

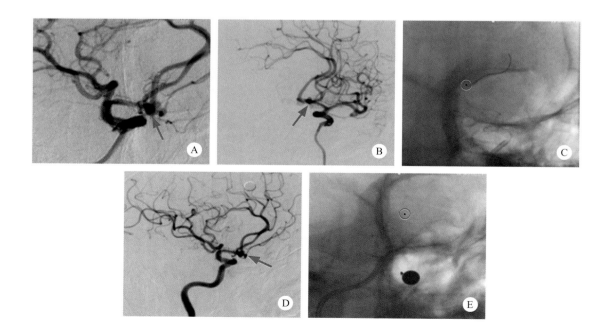

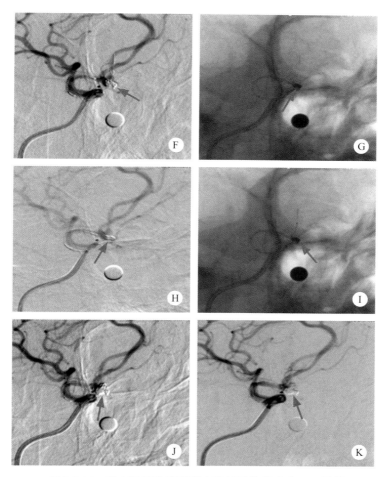

图3-8-16　前交通动脉瘤破裂支架辅助栓塞术中DSA影像

A.于右侧颈内动脉造影上局部放大，可见前交通动脉三叶状不规则动脉瘤，大小约4.4mm×4.6mm×3.0mm，宽颈，三个子囊分别指向前、下及上方；B.多角度造影观察后选择合适的支架导管工作角度；C.在支架导管工作角度上，将支架导管超选入左侧大脑前动脉A2段预置备用，反转图像可清晰显示支架导管位置及其导管头端标志（圆圈所示为支架导管前端标志）；D.确定弹簧圈微导管放置工作角度（RAO 28°，GRAN 38°）；E.在微导丝引导下，经塑形后将微导管头端超置入前交通动脉瘤腔内中心部位，反转图像可清晰显示微导管头端（圆圈所示为支架导管前端标志）；F、G.确认弹簧圈微导管头端位置稳定良好后，将LVIS Jr Intraluminal Support 2.5mm/13mm支架由大脑前动脉A2段中部覆盖动脉瘤颈部，采用支架半释放技术辅助，向动脉瘤腔内填塞弹簧圈，造影证实第一枚微弹簧圈于动脉瘤腔内编筐成形良好、稳定后，电解脱弹簧圈；H～K.再以同样方式继续向动脉瘤腔内填入微弹簧圈，依次栓塞前方子囊、上方子囊、下方子囊、动脉瘤体，直至完全致密，基本无造影剂残留显影（红色箭头显示栓塞前或正在进行弹簧圈栓塞的动脉瘤病灶）

5. 术后随访

术后患者清醒，生命体征平稳，四肢肌力、肌张力正常，即刻复查造影显示动脉瘤已达致密填塞（＞99%填塞率），达到治愈目的，其余正常血管显影良好。

病例 4　前交通动脉瘤单纯弹簧圈栓塞并发术中破裂

1. 临床表现

患者女性，66岁，汉族，因"突发头痛、呕吐15h余，意识丧失4h余"就诊。头颅CT提示蛛网膜下腔出血。既往有高血压病史10年，血压最高达180/105mmHg，未规律服用降压药物。22年前因车祸致脑出血，药物保守治疗后好转，具体不详。

查体：格拉斯哥昏迷评分11分，嗜睡，能简单对答，颈部抵抗约颌下三横指，四肢肌力4级，双侧Babinski征可疑阳性。

2. 影像学检查

头颅CT：广泛蛛网膜下腔出血（图3-8-17）。

头颈动脉CTA：前交通动脉有一囊袋状动脉瘤（图3-8-18）。

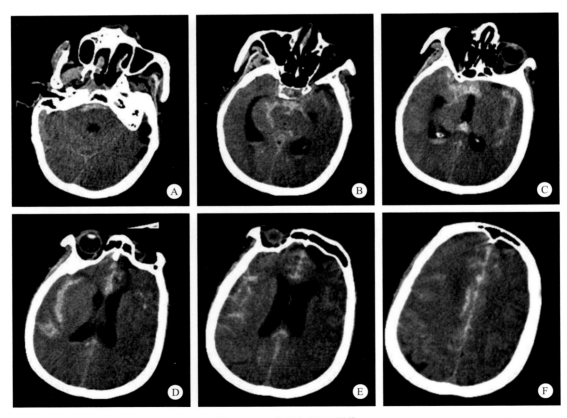

图3-8-17　术前头颅CT影像

A～F.患者入院后行头颅CT平扫检查显示颅内脑沟、桥前池、鞍上池、外侧裂、前后纵裂、第三脑室内高密度铸型影，提示广泛蛛网膜下腔出血

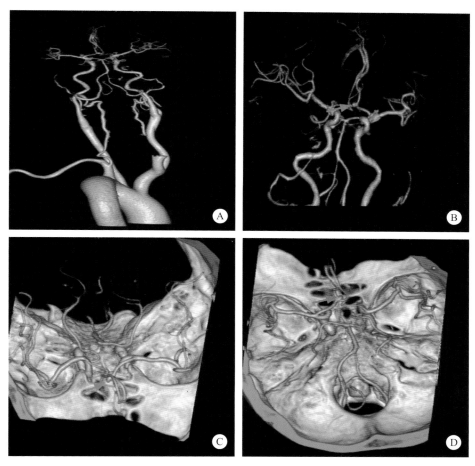

图3-8-18　术前头颈动脉CTA影像

A～D.头颈动脉CTA成像三维重建多角度旋转显像可见前交通动脉有一囊袋状动脉瘤，大小约0.4cm×0.3cm×0.4cm。红色箭头显示大脑前交通动脉瘤

3.诊断

（1）前交通动脉瘤破裂并自发性蛛网膜下腔出血。

（2）高血压3级，很高危。

4.治疗

单纯弹簧圈栓塞术（图3-8-19）。

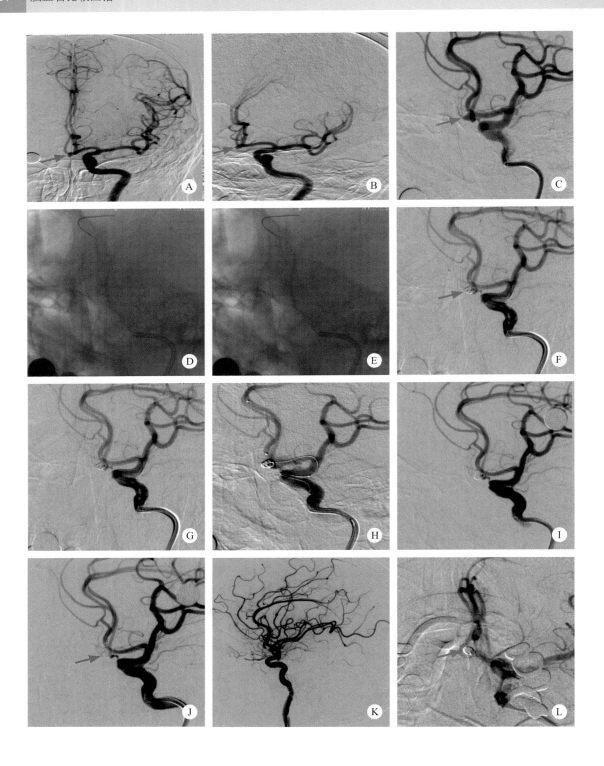

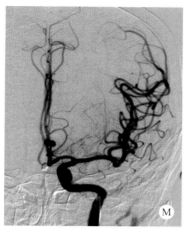
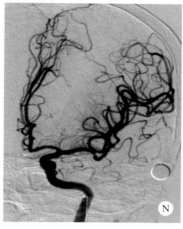
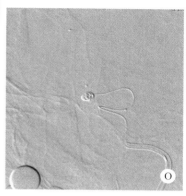

图3-8-19　动脉瘤栓塞术中并发破裂DSA影像

A、B.术中左侧颈内动脉正位（A）及左前斜位（B）造影见前交通动脉瘤，大小约4mm×4mm×3mm，动脉瘤指向内下方，呈椭圆形，远端有小突起；C.选择合适的工作角度并放大图像；D.在微导丝引导下，将微导管超选送入左侧大脑前动脉A2段远端，备释放支架用，反转图像清晰可显示微导管位置及其头端；E.经另一微导管系统，将塑形后另一微导管置入动脉瘤腔中心部，备行弹簧圈栓塞，反转图像可清晰显示微导管位置及其头端；F.确认该微导管头端位置稳定良好后，以MicoPlex10 4mm/8cm Cosmos Complex 微弹簧圈经该微导管小心送入动脉瘤腔内，造影证实该微弹簧圈于动脉瘤腔内编筐成形良好、稳定后电解脱；G、H.再以同样方式填入第二枚微弹簧圈时，动脉瘤远端子囊破裂，见造影剂外渗；I、J.立即中和肝素，加快填塞速度后造影未见有造影剂外渗，继续填入弹簧圈直至完全致密；K～N.栓塞完毕即刻造影（K.侧位，L.底面，M.正位，N.斜位）证实动脉瘤已基本不显影，已达致密填塞，载瘤动脉血流通畅，其余正常血管显影良好；O.不减影图像展示弹簧圈栓塞的形态（红色箭头显示栓塞前或后动脉瘤）

5. 术后随访

术后麻醉复苏后患者自主呼吸恢复，生命体征平稳。术后24h复查头颅CT，提示颅内脑沟裂池内蛛网膜下腔出血高密度影，与术前比较无明显改变，未见明显脑实质肿胀或出血（图3-8-20）；术后第3天复查头颅CT，提示脑沟裂内蛛网膜下腔出血高密度影较前明显减少，侧脑室内积血完全吸收（图3-8-21）。

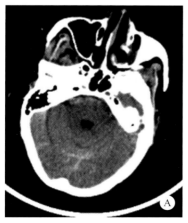
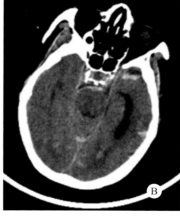
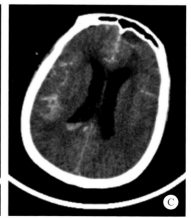

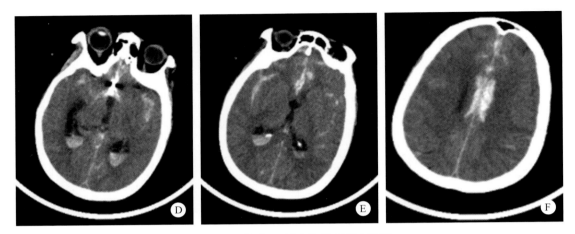

图3-8-20　术后24h复查头颅CT平扫影像

A～F.鞍上池前方前交通动脉处见高密度影伴伪影，为术后改变；颅内脑沟裂池内蛛网膜下腔出血高密度影，与术前比较无明显改变，未见明显脑实质肿胀或出血

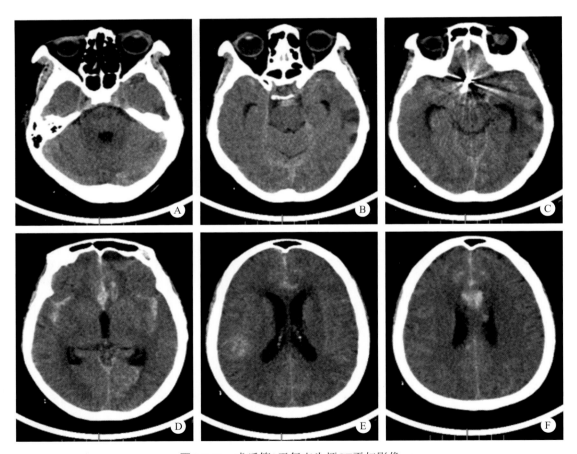

图3-8-21　术后第3天复查头颅CT平扫影像

A～F.鞍上池前方前交通动脉处见高密度影伴伪影，为术后改变；脑沟裂内蛛网膜下腔出血高密度影较前明显减少，侧脑室内积血完全吸收

第九章　大脑中动脉瘤

大脑中动脉瘤（middle cerebral artery aneurysm，MCAA）是大脑中动脉病变或损伤所造成的局限性动脉节段持久性扩张，大脑中动脉分叉部动脉瘤占所有颅内巨大动脉瘤的35%。由于动脉瘤所在部位、瘤体侧方朝向、瘤顶嵌入脑叶等原因，50%的大脑中动脉瘤破裂产生脑内血肿，其中80%的血肿位于颞叶。由于大脑中动脉供应重要功能区，故此部位动脉瘤破裂引起的神经功能障碍较其他动脉瘤更为多见，80%的动脉瘤破裂后有局灶性神经功能障碍。其中半数较为严重，包括偏瘫、失语、视野缺损等，有的可发生颞叶性癫痫。瘤内血栓脱落还可栓塞远侧血管，引起缺血症状和脑梗死。大脑中动脉起病隐匿、突然，一旦发病，死残率极高，是最危险的脑血管疾病之一。而动脉瘤介入栓塞术是一种通过电子计算机进行辅助成像的血管造影方法，是20世纪70年代以来应用于临床的一种崭新的X线检查技术。大脑中动脉瘤栓塞术主要适用于未出血的颅内囊状动脉瘤。

近年来，神经介入技术不断提高及介入材料的迅速发展，以及支架辅助技术、球囊辅助技术、双微导管技术和三维弹簧圈的应用，使手术变得容易。其他的难题如不规则的动脉瘤只能部分栓塞及有时会有弹簧圈部分螺旋脱出，可以应用新的神经介入技术加以解决。

病例1　左侧大脑中动脉 M1 段主干动脉瘤

1. 临床表现

患者男性，36岁，因"突发头痛伴呕吐20天"就诊。头颅CT提示蛛网膜下腔出血，MRA检查发现左侧大脑中动脉瘤。既往无特殊病史。

查体：BP 138/94mmHg，格拉斯哥昏迷评分15分，Hunt-Hess分级I级，神志清，双侧瞳孔等大等圆，对光反射灵敏，四肢肌力、肌张力正常，病理反射未引出，颈软，脑膜刺激征阴性。

2. 影像学检查

头颅CT：广泛蛛网膜下腔出血（图3-9-1和图3-9-2）。
头颈动脉MRA：左侧大脑中动脉瘤（图3-9-3）。

3. 诊断

左侧大脑中动脉M1段主干动脉瘤破裂并自发性蛛网膜下腔出血。

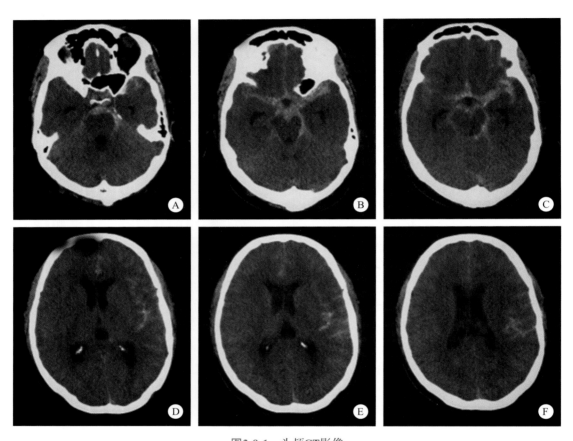

4. 治疗

单纯弹簧圈栓塞术（图3-9-4～图3-9-7）。

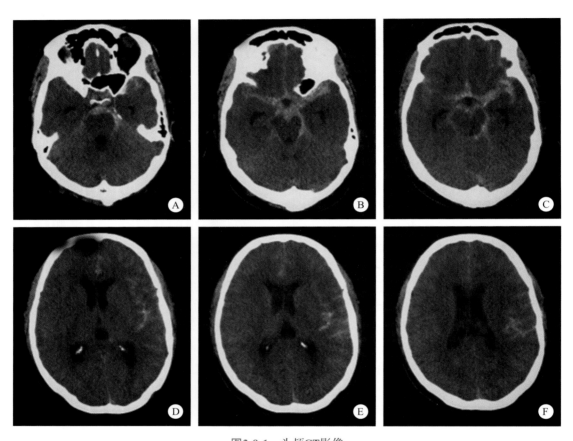

图3-9-1　头颅CT影像

A～F.患者起病后头颅CT平扫可见环池、鞍上池、左侧外侧裂及颞叶脑沟内条片状高密度影，提示蛛网膜下腔出血

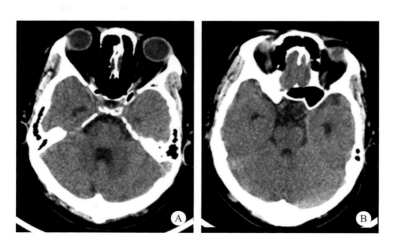

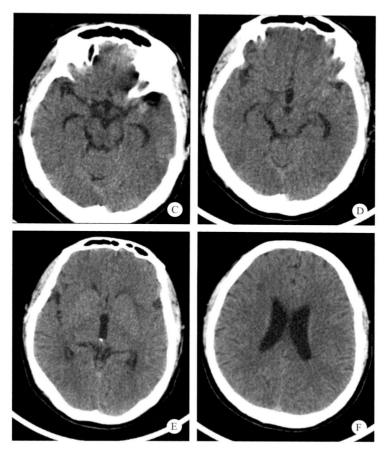

图3-9-2 起病20天后入院复查头颅CT影像

A～F.患者起病20天后入院复查头颅CT平扫可见原蛛网膜下腔出血已经完全吸收消失

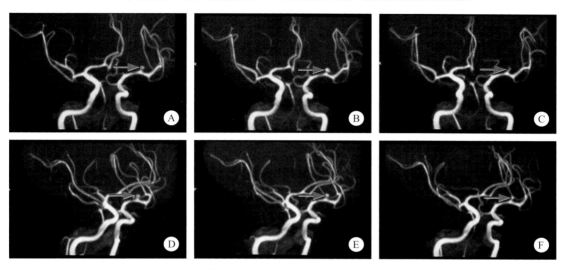

图3-9-3 头颈动脉MRA影像

A～F.头颈动脉MRA从多个角度观察，可见左侧大脑中动脉M1段主干有一窄颈球状动脉瘤（红色箭头所示为动脉瘤）

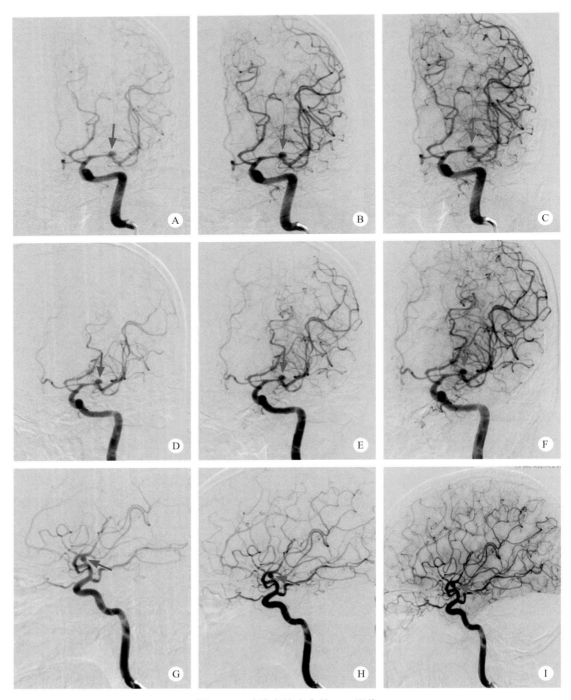

图3-9-4   动脉瘤栓塞术前DSA影像

A～I.栓塞术前DSA血管内造影观察颅内动脉瘤情况及其与载瘤动脉之间的关系，左侧颈内动脉正位（A.动脉早期显像，B.动脉中期显像，C.动脉晚期显像）、左前斜位（D.动脉早期显像，E.动脉中期显像，F.动脉晚期显像）及侧位（G.动脉早期显像，H.动脉中期显像，I.动脉晚期显像）造影见左侧大脑中动脉M1段主干末端动脉瘤，大小约4.6mm×3.6mm×3.0mm，窄颈，呈长椭圆形，顶端有小突起（红色箭头所示为动脉瘤）

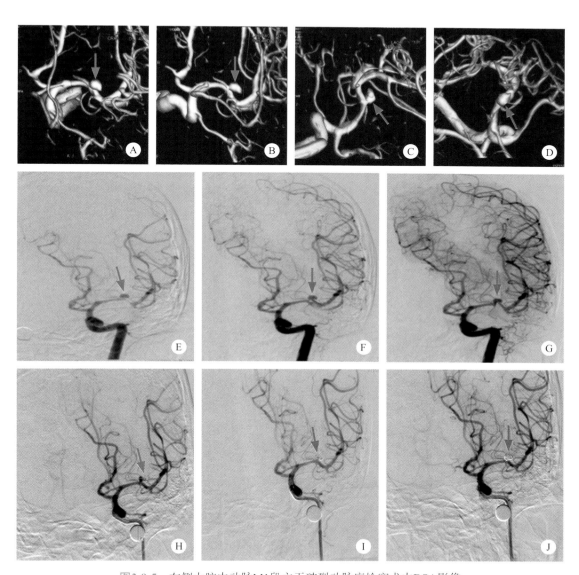

图3-9-5 左侧大脑中动脉M1段主干破裂动脉瘤栓塞术中DSA影像

A～D. DSA旋转造影三维重建从多个角度形象立体地展示动脉瘤位于左侧大脑中动脉M1段主干末端，瘤颈不宽，顶端有小突起，有分支血管从动脉瘤颈后方绕行，栓塞术中需注意避免损伤；E～G.根据三维重建图像选择合适的动脉瘤栓塞工作角度（E.动脉早期显像，F.动脉中期显像，G.动脉晚期显像）；H.进行动脉瘤最大直径测量，长径约4.6mm，宽径约3.6mm；I.将塑形后微导管超选择性置入动脉瘤腔内，填塞MicoPlex10 4mm/12cm Cosmos Complex 微弹簧圈1枚，造影证实该微弹簧圈于动脉瘤腔内编筐成形良好、稳定后电解脱；J.再以同样方式继续填入MicoPlex10 Helical-Soft微弹簧圈4枚，直至动脉瘤及其子囊达完全致密栓塞（红色箭头所示为栓塞前或后动脉瘤）

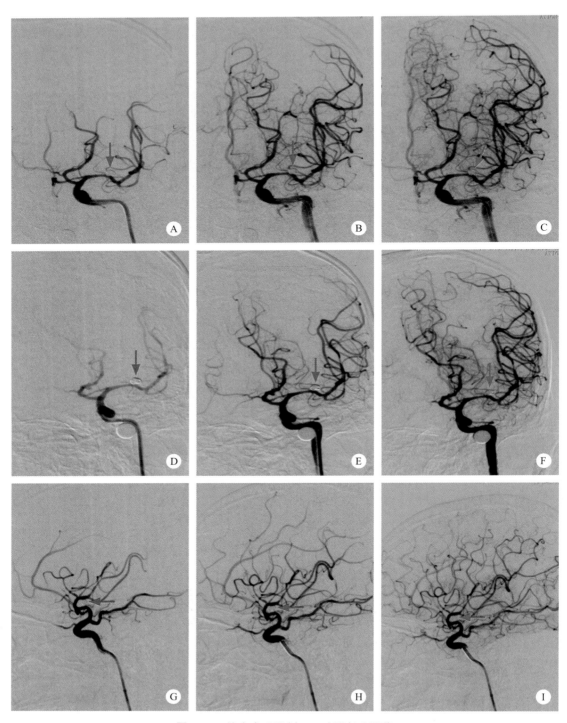

图3-9-6 栓塞术后即刻DSA造影复查影像

A～I.术后即刻多角度造影证实，左侧颈内动脉正位（A.动脉早期显像，B.动脉中期显像，C.动脉晚期显像）、左前斜位（D.动脉早期显像，E.动脉中期显像，F.动脉晚期显像）及侧位（G.动脉早期显像，H.动脉中期显像，I.动脉晚期显像）显示动脉瘤已基本不显影，达到致密填塞，无突圈，载瘤动脉通畅（红色箭头所示为弹簧圈栓塞后动脉瘤体形态）

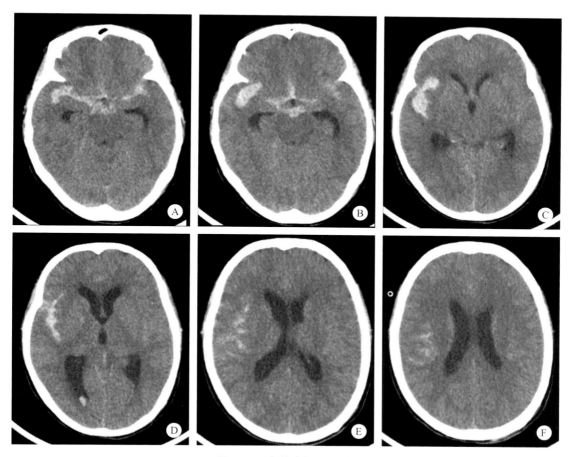

图3-9-9　术前头颅CT影像

A～F.患者入院后行头颅CT平扫显示鞍上池、外侧裂、右侧颞叶脑沟内条状高密度蛛网膜下腔出血影，以右侧外侧裂池明显，右侧侧脑室后角积血

3. 诊断

右侧大脑中动脉M1段分叉部动脉瘤破裂并自发性蛛网膜下腔出血。

4. 治疗

单纯弹簧圈栓塞术（图3-9-10～图3-9-14）。

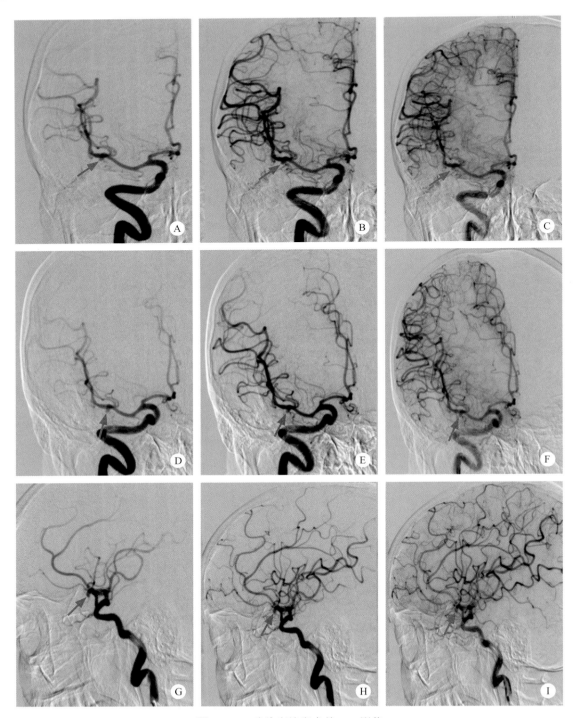

图3-9-10   动脉瘤栓塞术前DSA影像

A～I.栓塞术前DSA血管内造影观察颅内动脉瘤情况及其与载瘤动脉之间的关系，右侧颈内动脉正位（A.动脉早期显像，B.动脉中期显像，C.动脉晚期显像）、左前斜位（D.动脉早期显像，E.动脉中期显像，F.动脉晚期显像）及侧位（G.动脉早期显像，H.动脉中期显像，I.动脉晚期显像）造影，见右侧大脑中动脉M1段分叉部动脉瘤，大小约4mm×5mm×6mm，呈长椭圆形，动脉瘤末端见小突起，考虑为破口（红色箭头所示为动脉瘤）

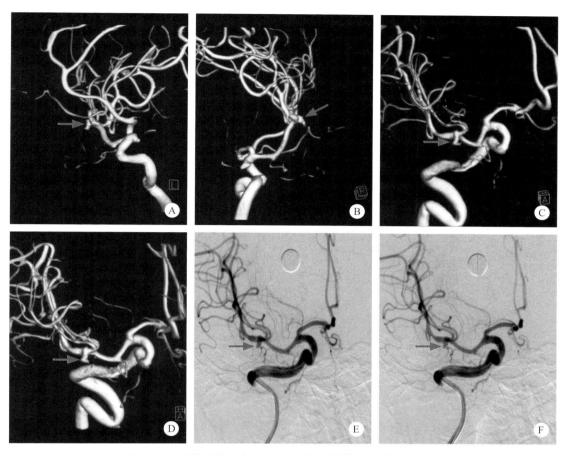

图3-9-11　动脉瘤栓塞术前DSA三维重建影像及工作角度确定

A～D.DSA旋转造影三维重建从多个角度形象立体地展示动脉瘤呈长椭圆形，位于右侧大脑中动脉M1段分叉部，瘤颈不宽，末端明显突起成子囊；E.根据三维重建图像确定动脉瘤栓塞的合适工作角度；F.导引导管在工作角度上造影，并对动脉瘤进行测量，预判弹簧圈栓塞微导管头端塑形（红色箭头所示为动脉瘤）

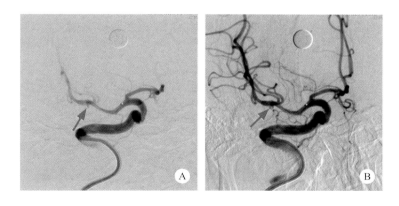

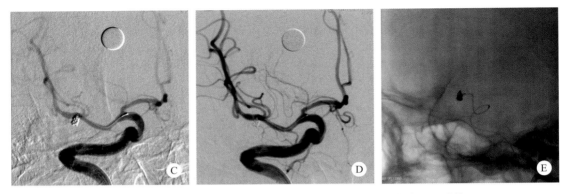

图3-9-12 右侧大脑中动脉M1段分叉部破裂动脉瘤栓塞术中DSA影像

A、B.将塑形后微导管超选择性置入右侧大脑中动脉M1段造影（A.动脉早期显像，B.动脉中期显像）；C、D.造影证实微导管头端超选择入动脉瘤腔内位置稳定良好后，依次填塞微弹簧圈共4枚，直至动脉瘤及其子囊达完全致密栓塞；E.不减影反转图像可清晰展示动脉瘤弹簧圈填塞后形态（红色箭头所示为动脉瘤）

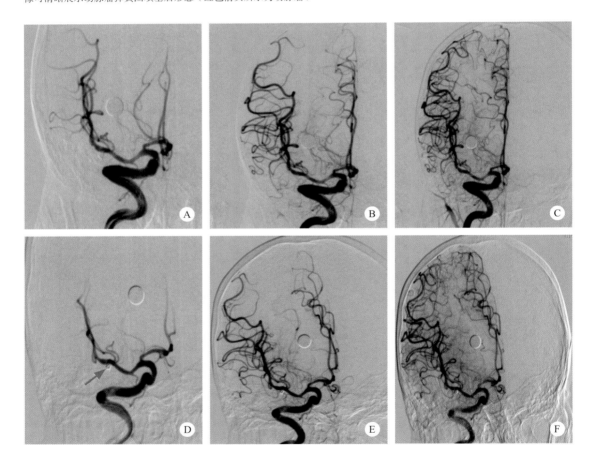

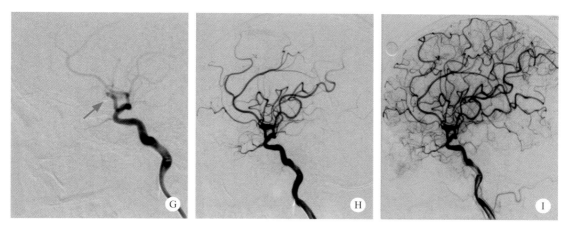

图3-9-13 栓塞术后即刻DSA造影复查影像

A～I.术后即刻多角度造影证实，右侧颈内动脉正位（A.动脉早期显像，B.动脉中期显像，C.动脉晚期显像）、右前斜位（D.动脉早期显像，E.动脉中期显像，F.动脉晚期显像）及侧位（G.动脉早期显像，H.动脉中期显像，I.动脉晚期显像）动脉瘤已基本不显影，达到致密填塞，无突圈，载瘤动脉通畅（红色箭头所示为栓塞后动脉瘤）

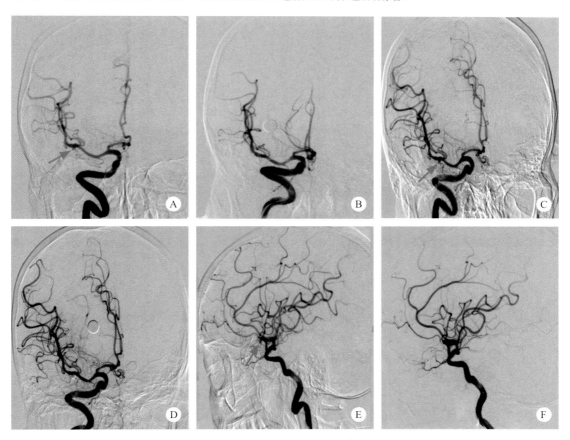

图3-9-14 栓塞术前后DSA影像对比

A～F.患者术前造影与术后即刻造影对比动脉瘤栓塞情况，右侧颈内动脉正位（A.术前，B.术后）、右前斜位（C.术前，D.术后）、侧位（E.术前，F.术后）显示动脉瘤基本致密栓塞，不显影，右侧颈内动脉各分支血流通畅、显影良好（红色箭头所示为动脉瘤）

5. 术后随访

手术结束即刻复查造影显示动脉瘤已达致密填塞（＞99%填塞率），达到治愈目的，其余正常血管显影良好。术后患者神志清醒，双侧瞳孔等大等圆、对光反射灵敏，四肢肌力、肌张力正常，病理反射未引出，颈抵抗，克氏征（＋）。术后连续动态复查头颅CT提示蛛网膜下腔出血较术前逐渐吸收减少至完全消失（图3-9-15～图3-9-17）；连续监测腰穿脑脊液发现其外观亦由血性逐渐变清亮（图3-9-18）。

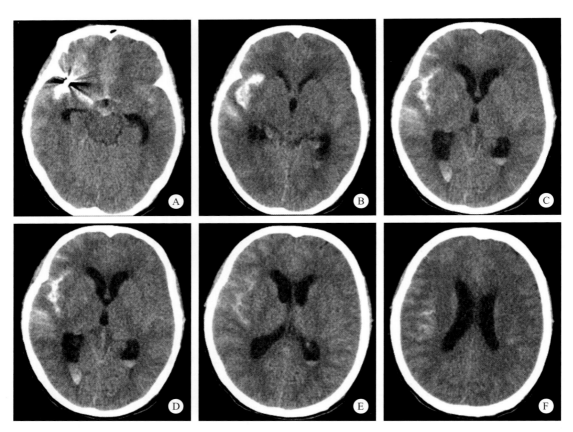

图3-9-15　术后24h复查头颅CT影像

A～F.原颞叶脑沟及右侧外侧裂池多发条状高密度影范围较术前略有扩大，考虑混杂有造影剂滞留情况；右侧大脑中动脉走行区见结节状致密影伴明显伪影，考虑为动脉瘤栓塞术后改变

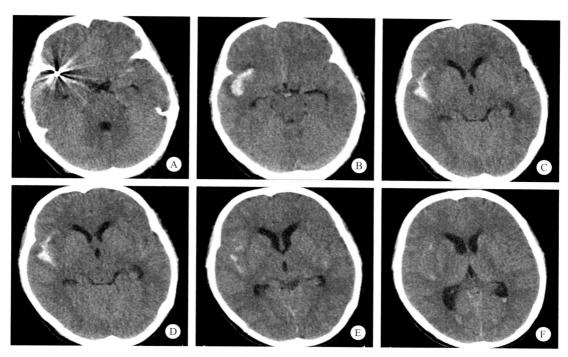

图3-9-16 术后第3天复查头颅CT影像

A～F.脑沟裂池内多发高密度影明显变淡吸收，范围缩小，右侧大脑中动脉走行区见高密度影伴伪影

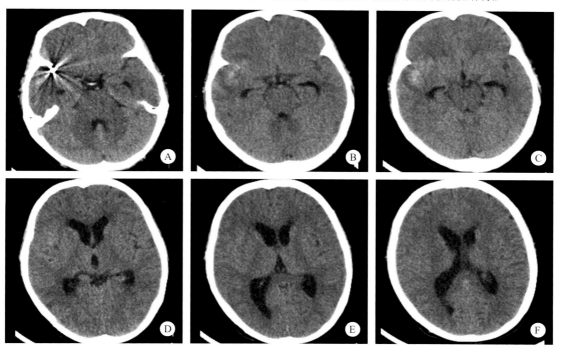

图3-9-17 术后第8天复查头颅CT影像

A～F.原蛛网膜下腔出血已基本吸收消失，仅遗留右侧外侧裂池内少量密度明显变低的出血影，右侧大脑中动脉走行区见高密度影伴伪影

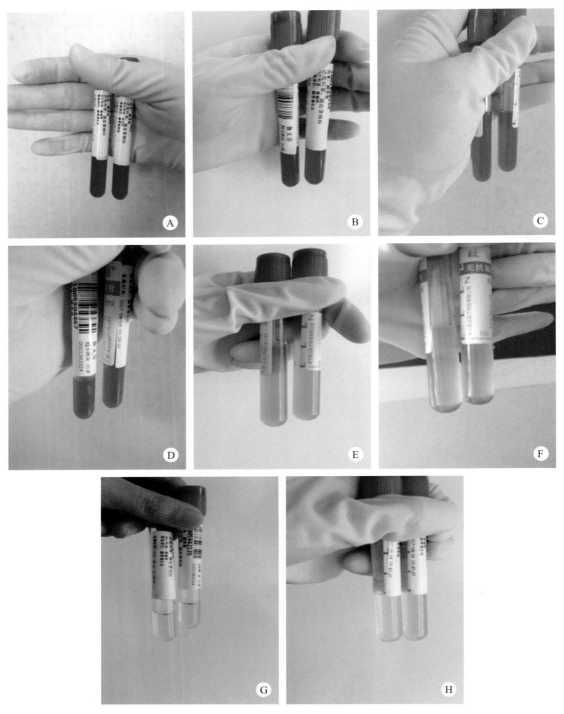

图3-9-18 术后连续监测腰穿脑脊液外观

A～H.患者动脉瘤破裂并蛛网膜下腔出血术后每天一次腰穿，连续监测脑脊液外观，由血性逐渐变清亮

病例3 左侧大脑中动脉 M1 段动脉瘤

1. 临床表现

患者男性，59岁，因"突发性头痛5天"就诊，头颅CT提示蛛网膜下腔出血。既往有高血压病史，药物治疗控制不佳。

查体：BP180/110mmHg，Hunt-Hess评分2分，四肢肌力5级，病理征未引出，脑膜刺激征阳性。

2. 影像学检查

头颅CT：蛛网膜下腔出血（图3-9-19）。

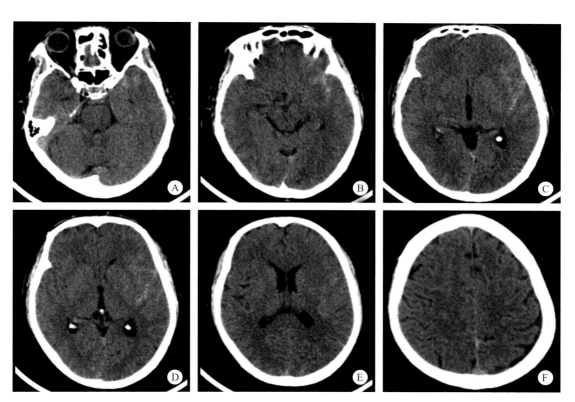

图3-9-19 术前头颅CT影像

A～F.患者入院后行头颅CT平扫可见左侧外侧裂池、左侧额颞叶脑沟内条片状高密度影，考虑蛛网膜下腔出血

3. 诊断

（1）左侧大脑中动脉M1段分叶状动脉瘤破裂并蛛网膜下腔出血。

（2）左侧颈总动脉轻度狭窄，左侧颈内动脉交通段膨大。

（3）高血压3级，很高危。

4. 治疗

单纯弹簧圈栓塞术（图3-9-20～图3-9-22）。

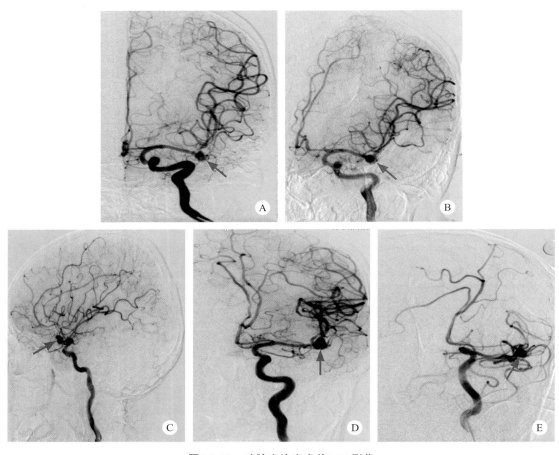

图3-9-20　动脉瘤栓塞术前DSA影像

A～C.患者动脉瘤栓塞前行左侧颈内动脉正位（A）、左前斜位（B）及侧位（C）造影，显示左侧大脑中动脉M1段末端近分叉部动脉瘤，大小约8mm×5mm×3mm，瘤体呈分叶状，有两个小子囊，一个指向前上，另一个指向正上方；D、E.更换多个角度（D.LAO 16°，GRAN 45°；E. LAO 35°，GRAN 40°）仔细观察动脉瘤及其与载瘤动脉之间的关系（红色箭头所示为动脉瘤）

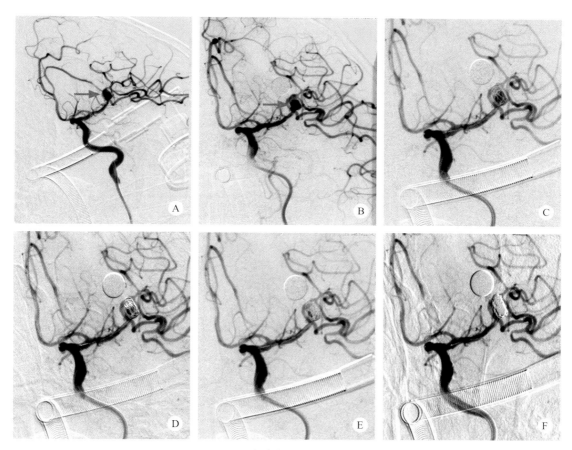

图3-9-21　动脉瘤栓塞术中DSA影像

A、B.最后确定动脉瘤栓塞的合适工作角度为LAO 11°，GRAN 41°（A.动脉早期显像，B.动脉中晚期显像）；C.将塑形后微导管超选择性置入动脉瘤腔内，填塞MicoPlex10 6mm/15cm Complex微弹簧圈1枚，造影证实该微弹簧圈于动脉瘤腔内编筐成形良好、稳定后电解脱；D～F.再以同样方式继续填入MicoPlex10 Helical-Soft微弹簧圈，直至动脉瘤及其子囊达完全致密栓塞（红色箭头所示为动脉瘤）

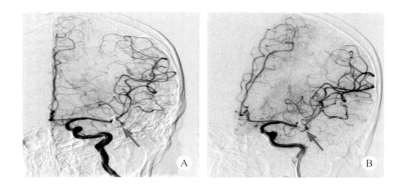

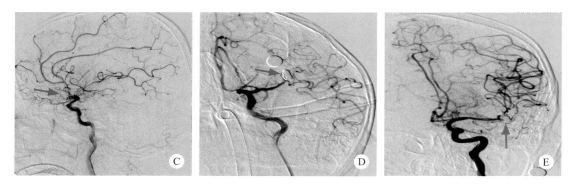

图3-9-22　栓塞术后即刻DSA造影复查影像

A～E.术后即刻多角度造影证实，左侧颈内动脉正位（A）、左前斜位（B）、侧位（C）、工作角度（D）及其他角度（E. LAO 35°、GRAN 40°）动脉瘤已基本不显影，达到致密填塞，无突圈，载瘤动脉血流通畅，左侧颈内动脉各远端分支血管显影良好（红色箭头所示为栓塞后动脉瘤）

5. 术后随访

手术结束即刻复查造影显示动脉瘤已达致密填塞（＞99%填塞率），达到治愈目的，其余正常血管显影良好。术后头痛不明显，腰穿3次后脑脊液已变黄，术后第11天出院，术后无突发头痛加重情况，肢体活动及言语无异常。术后第1天复查头颅CT见脑沟脑裂内混杂部分术后造影剂滞留高密度影（图3-9-23）；术后第4天复查头颅CT见脑沟脑裂内高密度影较前范围明显缩小、密度变淡，部分高密度影完全消失（图3-9-24）；左侧大脑

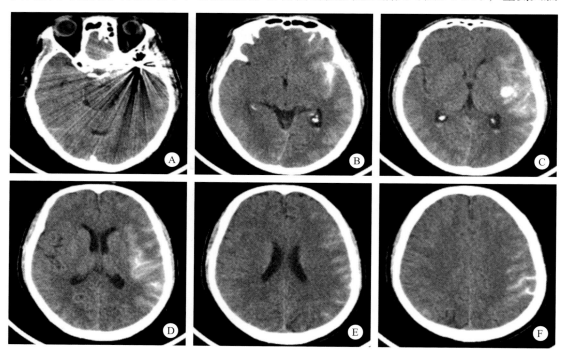

图3-9-23　术后第1天复查头颅CT影像

A～F.左侧外侧裂池及额颞叶脑沟内高密度蛛网膜下腔出血影并术后造影剂滞留；左侧大脑中动脉走行区见结节状致密影伴明显伪影，为动脉瘤栓塞术后改变

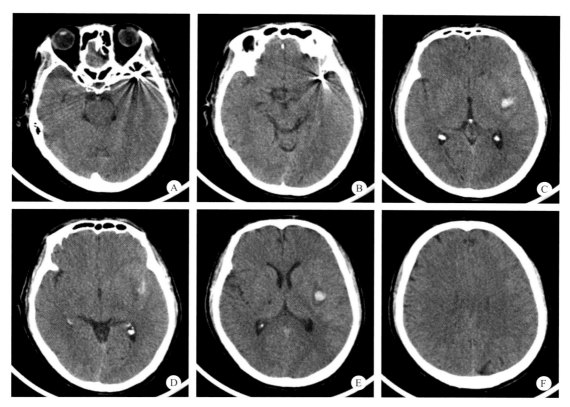

图3-9-24 术后第4天复查头颅CT影像

A～F.脑沟脑裂内高密度影较前范围明显缩小、密度变低，部分高密度影完全消失；左侧大脑中动脉走行区术后改变

中动脉走行区术后改变。

病例4 双侧大脑中动脉 M2 段分叉部镜像动脉瘤

1. 临床表现

患者女性，49岁，因"突发头晕、头痛2天"入院。头颅CT提示蛛网膜下腔出血。既往无特殊病史。

查体：神志清楚，颈部抵抗，脑膜刺激征阳性，四肢肌力、肌张力正常，双侧病理反射未引出。

2. 影像学检查

头颅CT：广泛蛛网膜下腔出血（图3-9-25）。

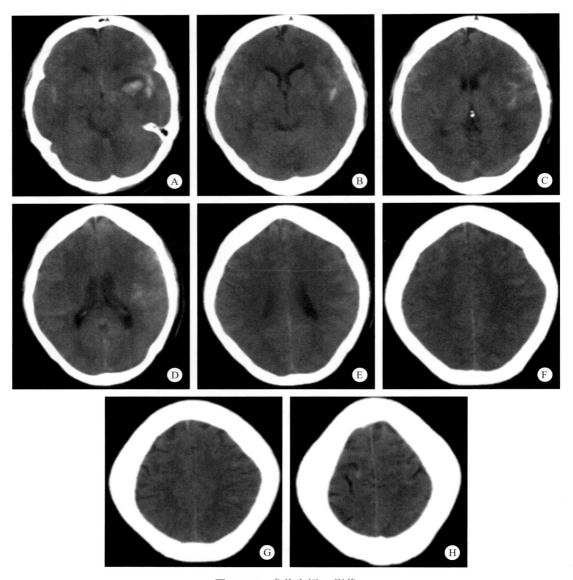

图3-9-25 术前头颅CT影像

A～H.患者入院后行头颅CT平扫见左侧基底核区团片状高密度影，大小约1.9cm×1.4cm×1.0cm，周围见低密度水肿带，左侧额颞叶脑沟内及外侧裂池密度增高，考虑为左侧基底核区脑出血，蛛网膜下腔出血

3.诊断

（1）左侧大脑中动脉M2段分叉处动脉瘤破裂并自发性蛛网膜下腔出血。

（2）右侧大脑中动脉M2段分叉处动脉瘤（未破裂）。

4.治疗

左侧大脑中动脉M2段分叉处动脉瘤为责任病灶，采取支架辅助弹簧圈栓塞术治疗（图3-9-26和图3-9-27）；右侧大脑中动脉M2段分叉处动脉瘤为非责任病灶，拟行二期处理。

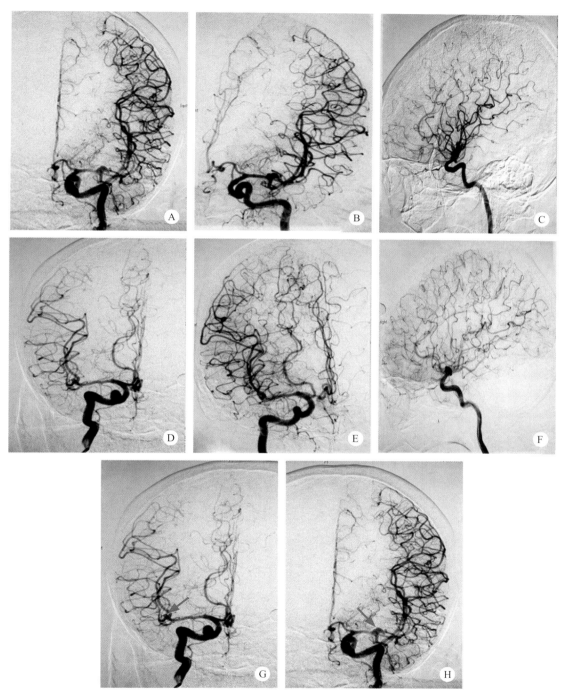

图3-9-26 动脉瘤栓塞术前DSA影像

A～F.患者动脉瘤栓塞术前DSA血管内造影观察，左侧颈内动脉正位（A）、左前斜位（B）及侧位（C）造影见左侧大脑中动脉M2段分叉处有一宽颈长条形动脉瘤，由上下两个子囊组成，大小为5.8mm×2.2mm×2mm，顶端指向下方；右侧颈内动脉正位（C）、右前斜位（D）及侧位（E）造影见右侧大脑中动脉M2段分叉处一类圆形动脉瘤，大小约2mm×2.1mm×2mm，形态规则；G、H.对比双侧内动脉正位造影发现大脑中动脉M2段分叉处镜像动脉瘤，并判断左侧M2段分叉处形态不规则动脉瘤为引起患者蛛网膜下腔出血的责任病灶（红色箭头所示为动脉瘤）

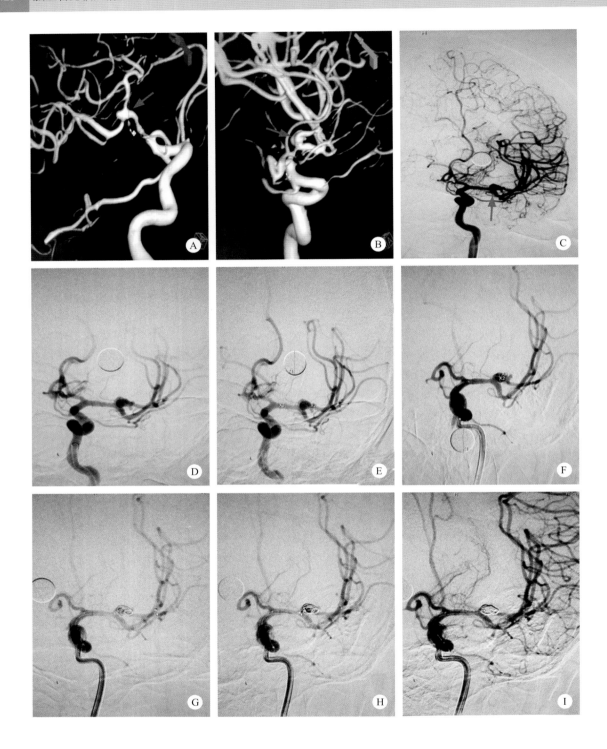

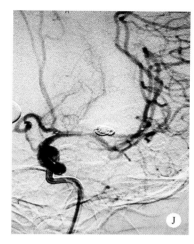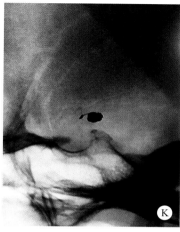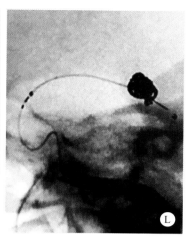

图3-9-27 左侧M2段分叉处动脉瘤栓塞术中DSA影像

A、B. DSA旋转造影三维重建从多个角度形象立体地展示动脉瘤形态及其与载瘤动脉的关系；C、D.根据三维重建图像选择确定合适的动脉瘤栓塞工作角度，并造影局部放大图像；E、F.在工作角度放大图像上进行动脉瘤体最大直径、载瘤动脉近远端直径测量；G、H.在微导丝引导下，将微导管超选择性置于左侧大脑中动脉M2段动脉瘤开口处，微导管送至动脉腔内并造影确认导管到位良好后，以MicoPlex10 4mm/10cm Cosmos Complex微弹簧圈1枚小心填入动脉瘤腔内，经造影证实该弹簧圈位于动脉瘤腔内编筐成形良好、稳定后电解脱；I、J.以同样方式继续填入微弹簧圈5枚直至动脉瘤及其子囊达完全致密栓塞，基本不显影；K、L.不减影反转图像可清晰显示弹簧圈的形态（红色箭头所示为动脉瘤）

5. 术后随访

术后患者清醒，生命体征平稳，四肢肌力、肌张力正常，即刻复查造影显示动脉瘤已达致密填塞（＞99%填塞率），达到治愈目的，其余正常血管显影良好。术后1个月复查DSA全脑血管造影提示左侧大脑中动脉M2段分叉处动脉瘤致密栓塞未见显影，支架内血流通畅；右侧大脑中动脉M2段分叉处一类圆形、大小2mm×2.1mm的动脉瘤，较前无明显变化。术后第10天复查头颅CT提示蛛网膜下腔出血已基本吸收、消散。

病例5 右侧大脑中动脉 M1 段动脉瘤并夹层

1. 临床表现

患者女性，53岁，因"右侧颞顶部感觉异常3个月余"就诊。当地医院头颅CT检查提示右侧大脑中动脉瘤可能。转院后行头颈动脉CTA检查提示右侧大脑中动脉瘤。既往无特殊病史。神经系统查体未见明显阳性体征。

2. 影像学检查

头颅CT：右侧大脑中动脉瘤可能（图3-9-28）。
头颈动脉CTA：右侧大脑中动脉瘤（图3-9-29）。

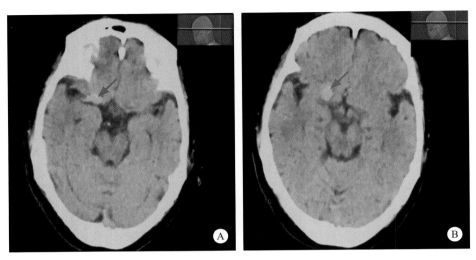

图3-9-28　头颅CT影像

A、B.患者起病后头颅CT检查示右侧大脑中动脉走行区有一稍高密度影，边界清楚，无明显占位效应，增强扫描后明显强化，考虑为右侧大脑中动脉瘤可能（红色箭头所示为动脉瘤）

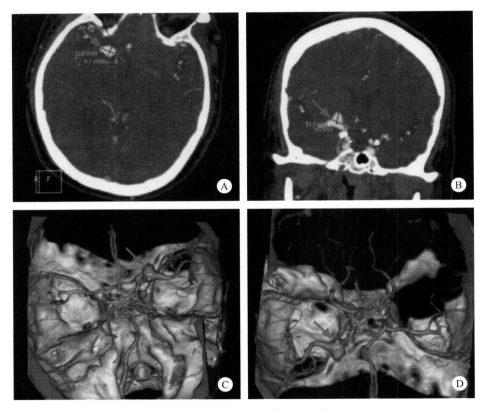

图3-9-29　术前头颈动脉CTA影像

A～D.患者头颈动脉CTA成像（A、B）并三维重建（C、D），于右侧颈内动脉M1段见一不规则分叶状动脉瘤，有三个小子囊，测量示动脉瘤最大径线为1.2cm×0.9cm（红色箭头所示为动脉瘤）

3. 诊断

右侧大脑中动脉M1段起始部动脉瘤并血管夹层。

4. 治疗

颅内动脉瘤支架分步释放辅助弹簧圈栓塞术＋动脉夹层支架置入术（图3-9-30～图3-9-32）。

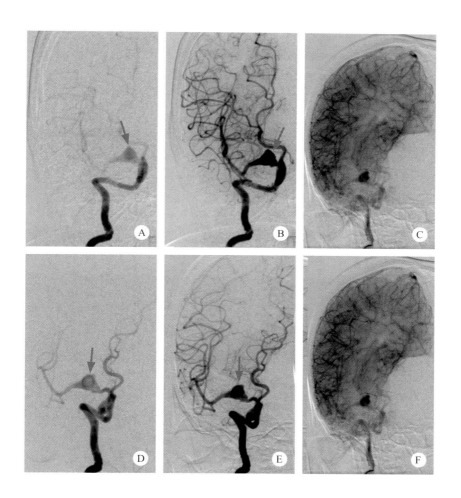

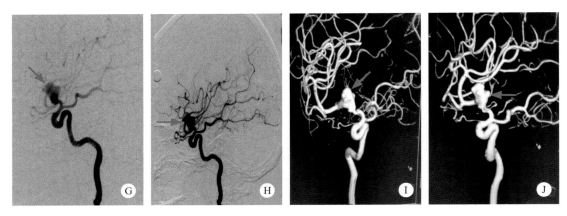

图3-9-30　动脉瘤栓塞术前DSA影像

A～H.动脉瘤栓塞术前DSA血管内造影观察颅内动脉瘤及其与载瘤动脉之间的关系，右侧颈内动脉正位（A.动脉早期显像，B.动脉中期显像，C.动静脉期显像）、右前斜位（D.动脉早期显像，E.动脉中期显像，F.动静脉期显像）及侧位（G.动脉早期显像，H.动脉中晚期显像）造影，见右侧大脑中动脉M1段起始部动脉瘤，为不规则分叶状动脉瘤，大小约8mm×5mm×3mm，有三个小子囊，分别指向前上、上方及后上方，载瘤动脉近端及远端明显增粗，血流通过不均匀；I、J.DSA旋转造影三维重建从多个角度形象立体地展示动脉瘤形态、瘤颈及其与载瘤动脉之间的关系（红色箭头所示为动脉瘤）

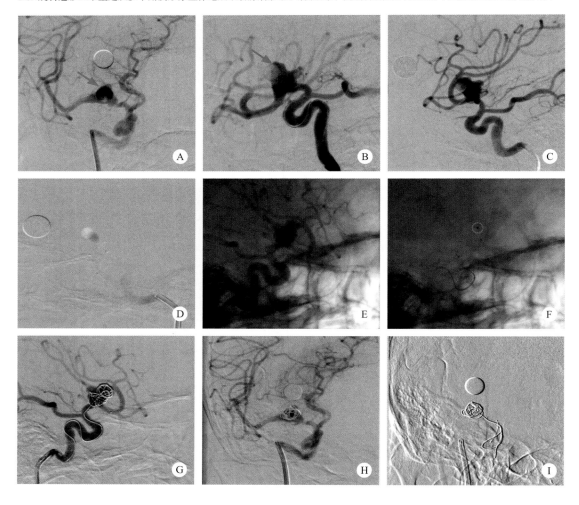

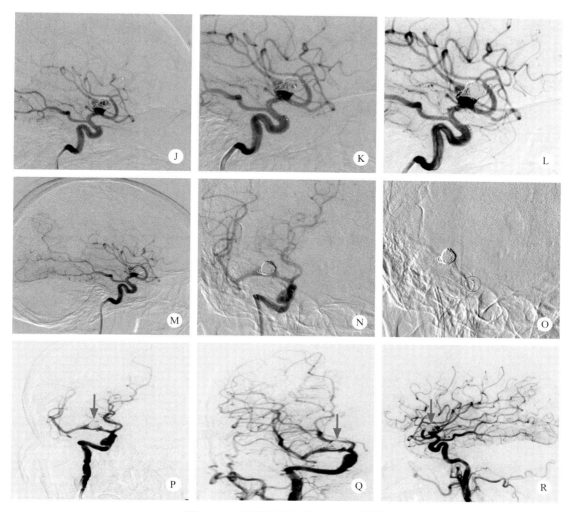

图3-9-31 动脉瘤并夹层术中DSA影像

A.根据三维重建图像确定支架导管置入工作角度并造影；B.选择合适的动脉瘤栓塞工作角度并造影；C、D.在微导丝引导下，经6F导引导管超选择性插管，将塑形后微导管置入M1段远端拟放支架备用，不减影图像（D）清晰显示微导管头端以判断支架导管到位良好；E、F.更换为栓塞工作角度，将塑形后微导管置入动脉瘤腔中部，不减影图像（F）清晰显示微导管头端以判断弹簧圈栓塞导管到位良好（红色圈所示为微导管头端不透光标记）；G.填塞MicoPlex18 11mm/39cm Cosmos Complex微弹簧圈1枚，造影证实该微弹簧圈于动脉瘤腔内编筐成形良好、稳定后电解脱；H、I.利用半释放技术，将LVIS Intaluminal Support 4.5mm/20mm 支架远端置于M1段中段，半覆盖动脉瘤瘤颈；J～M.继续向动脉瘤腔内及其三个子囊内填塞微弹簧圈，直至基本致密；N、O.多角度造影证实动脉瘤朝向后方小子囊及瘤颈部有少量显影，完全释放打开支架（红色圈所示为支架完全打开后末端三个不透光标记），考虑患者为未破裂动脉瘤和合并载瘤动脉夹层，再次置入另一枚LVIS Intaluminal Support 3.5mm/20mm 支架，推密加强瘤颈，起到血流导向作用，以进行血管重建性治疗；P～R.术后即刻造影证实，右侧颈内动脉正位（P）、斜位（Q）及侧位（R）上动脉瘤已基本无显影，载瘤动脉通畅、显影良好（A～R中红色箭头所示为栓塞前或后动脉瘤）

5. 术后随访

术后患者清醒，生命体征平稳，四肢肌力、肌张力正常，即刻复查造影显示动脉瘤已达致密填塞（＞99%填塞率），达到治愈目的，其余正常血管显影良好。术后复查头颅

MRI提示右侧大脑中动脉M1段未见显影，考虑为术后改变；其余脑实质内未见明显异常信号影（图3-9-32）。

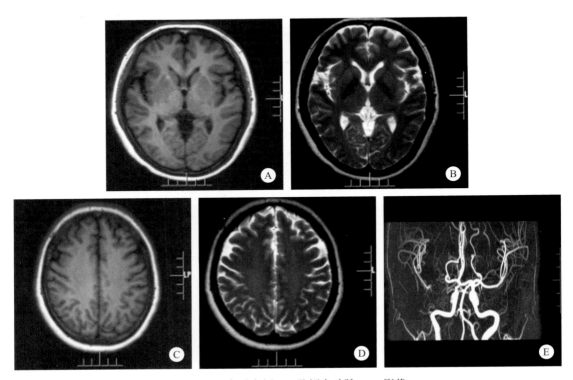

图3-9-32　术后头颅MRI及颅内动脉MRA影像

A~E.患者动脉瘤栓塞术后行磁共振检查，T_1加权成像（A）、T_2加权成像（B）、FLAIR像（C）、弥散加权成像（D）、MRA（E）显示右侧大脑中动脉区小点片状高T_1、低T_2信号影，MRA三维成像上右侧大脑中动脉M1段未见显影，考虑为术后改变；其余脑实质内未见T_1、T_2、FLAIR异常信号影，DWI无弥散受限，未见术后并发梗死或出血病灶

第十章　椎-基底动脉瘤

　　椎-基底动脉瘤（vertebral basilar artery aneurysm）是脊椎动脉和基底动脉病变或损伤所造成的局限性动脉节段持久性扩张。主要因动脉粥样硬化（多发生在50岁以上的老年人，常伴有高血压、冠心病等）或损伤（常为锐性或钝性损伤）所致。感染（结核、细菌性心内膜炎或脓毒血症时，病原体可侵袭动脉管壁，导致动脉壁薄弱而形成感染性动脉瘤）、免疫性疾病（非感染性动脉瘤多由免疫性疾病引起，如多发性大动脉炎、贝赫切特综合征等）、先天性动脉壁结构异常（如马方综合征和Ehlers-Danlos综合征）。主要表现为体表搏动性肿块、动脉瘤压迫周围神经或破裂时出现剧烈疼痛、瘤腔内血栓或斑块脱落致远端动脉栓塞产生肢体、器官缺血或坏死等。

　　椎-基底动脉瘤可以采用彩色多普勒超声检查，从而明确有无动脉瘤及瘤体的部位、大小。而CTA检查更有利于了解瘤体，可以作为筛选和随访的主要方法；可以区分较小瘤体与周围组织的关系、待测动脉壁是否钙化、瘤内血栓及动脉瘤破裂后形成的血肿，为进一步手术提供较为精确的信息。MRA诊断动脉瘤的作用与CTA大致相同，对于肾功能损害的患者可以酌情选择MRA。若以上三种检查还不能诊断或不能明确动脉瘤与其他重要动脉的关系，则应做DSA检查。

　　椎-基底动脉瘤的治疗分为手术治疗和动脉瘤腔内修复术及动脉瘤栓塞术。手术原则为动脉瘤切除、载瘤动脉重建。重建方法包括动脉破口修补、动脉补片抑制和动脉端端吻合术等。腔内修复术采用覆膜型人工血管内支架进行动脉瘤腔内修复术，创伤小，疗效肯定，但必须严格掌握适应证。对于大多数椎-基底动脉系的动脉瘤可采用血管内介入弹簧圈栓塞的方法使瘤体内形成血栓，避免瘤体进一步扩大而破裂出血。

病例1　右侧椎动脉V4段梭形动脉瘤

1.临床表现

　　患者女性，66岁，因"突发意识丧失17h"就诊。头颅CT提示蛛网膜下腔出血。既往有冠心病病史19年，1999年曾因冠心病行支架置入术。

　　查体：BP180/110mmHg，查体不合作，中度昏迷，脑膜刺激征阳性，四肢肌力1级，病理征未引出，Hunt-Hess评分4分。

2. 影像学检查

头颅CT：广泛蛛网膜下腔出血（图3-10-1）。

头颈动脉CTA：右侧椎动脉颅内段见一囊袋样膨大，考虑动脉瘤（图3-10-2）。

3. 诊断

（1）右侧椎动脉V4段梭形动脉瘤破裂并自发性蛛网膜下腔出血。

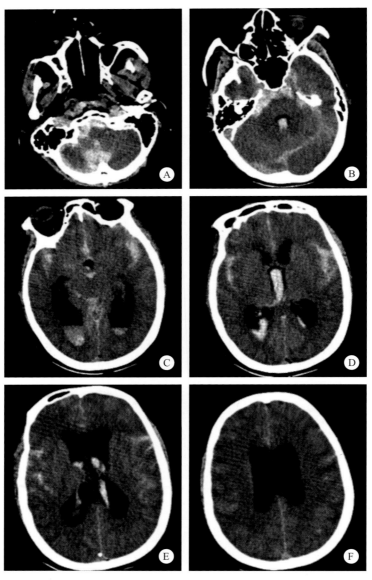

图3-10-1   术前头颅CT影像

A～F.患者入院后行头颅CT平扫可见环池、第四脑室、第三脑室、外侧裂、大脑纵裂、双侧侧脑室后角、脑沟内高密度影，提示广泛蛛网膜下腔出血

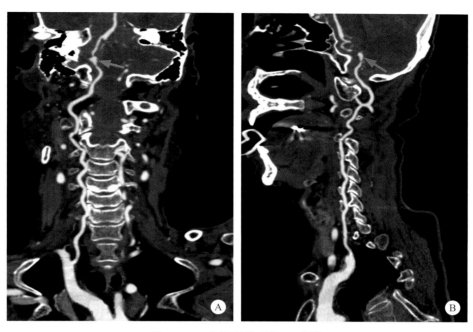

图3-10-2　术前头颈动脉CTA影像

A、B.头颈动脉CTA成像三维重建正位（A）和侧位（B）提示右侧椎动脉颅内段见一囊袋样膨大，考虑动脉瘤，大小约0.6cm×0.7cm×1.0cm（红色箭头所示为动脉瘤）

（2）双侧侧脑室、第三脑室及第四脑室内积血，梗阻性脑积水。

（3）冠状动脉支架置入术后。

4.治疗

单纯弹簧圈栓塞术（图3-10-3～图3-10-5）。

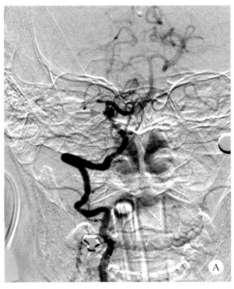
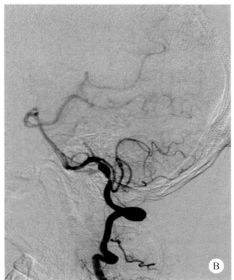

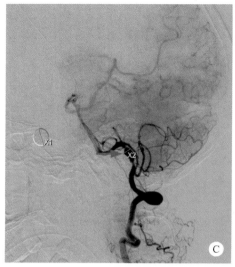
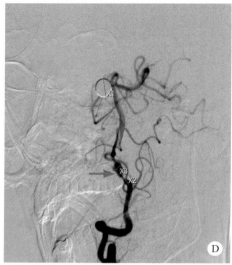

图3-10-3　动脉瘤栓塞术前DSA影像

A、B.栓塞术前DSA血管内造影观察颅内动脉瘤情况及其与载瘤动脉之间的关系，右侧椎动脉正位（A）、侧位（B）造影见右侧椎动脉V4段梭形动脉瘤，大小约5.4mm×4.6mm×5mm；C.在侧位造影上对动脉瘤进行测量；D.旋转造影从多个角度观察后确定动脉瘤栓塞工作角度（LAO 36°，CRAN 29°），并进行测量（红色箭头所示为动脉瘤）

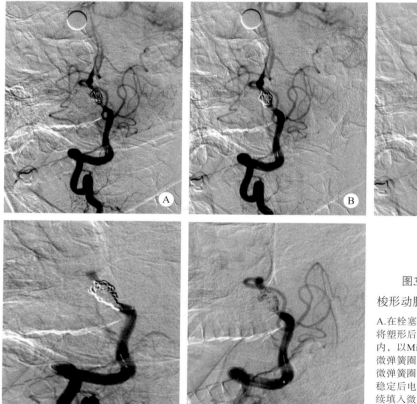

图3-10-4　右侧椎动脉V4段梭形动脉瘤栓塞术中DSA影像

A.在栓塞工作角度上，微导丝引导下，将塑形后微导管超选择性置入动脉瘤腔内，以MicoPlex10 6mm/15cm Complex微弹簧圈填塞动脉瘤体，经造影证实该微弹簧圈于动脉瘤腔内编筐成形良好、稳定后电解脱；B～D.再以同样方式继续填入微弹簧圈，直至致密填塞动脉瘤体及瘤颈；E.栓塞完毕即刻造影显示右椎动脉V4段梭形动脉瘤基本致密栓塞，仅有极少量散在造影剂显影

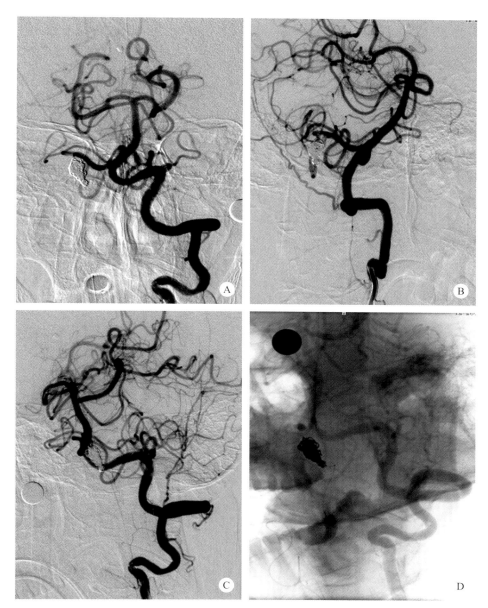

图3-10-5　栓塞术后即刻复查DSA造影影像

A.右侧椎动脉正位；B.右侧椎动脉斜位；C.右侧椎动脉侧位。术后即刻多角度造影证实动脉瘤已基本不显影，载瘤动脉通畅，远端分支血管显影良好；D.右侧椎动脉侧位不减影反转图像，可清晰显示弹簧圈的形态

5. 术后随访

手术结束即刻复查造影显示动脉瘤已达致密填塞（＞99%填塞率），达到治愈目的，其余正常血管显影良好（图3-10-6）。麻醉复苏后带气管插管入外科重症监护室（SICU），患者生命体征平稳。术后第3天患者意识清醒，拔除气管插管，四肢肌力达到3级。术后即刻复查头颅CT提示脑沟、脑裂、脑池及脑室系统多发高密度出血影，较术前无明显变化；右侧椎动脉走行区见结节状致密影伴明显伪影，为动脉瘤栓塞术后改变；术后第1周复查头颅CT提示脑沟、脑裂及第三脑室、第四脑室高密度出血影已完全消失，侧脑室后角内积血也明显减少（图3-10-7）。

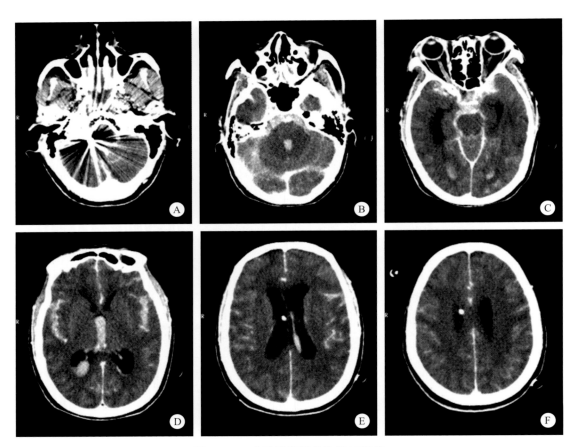

图3-10-6　术后即刻复查头颅CT影像

A～F.颅内脑沟、脑裂、脑池及脑室系统多发高密度出血影，较术前无明显变化；右侧椎动脉走行区见结节状致密影伴明显伪影，为动脉瘤栓塞术后改变

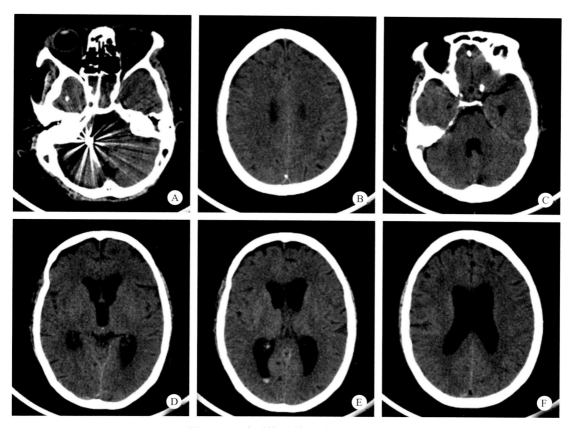

图3-10-7 术后第1周复查头颅CT影像

A~F.脑沟、脑裂及第三脑室、第四脑室高密度出血影已完全消失，侧脑室后角内积血也明显减少；右侧椎动脉走行区见结节状致密影伴明显伪影

病例2 左侧椎动脉V4段夹层动脉瘤

1. 临床表现

患者女性，62岁，因"反复头痛1个月余"就诊。头颈动脉CTA提示左侧椎动脉远端V4段动脉瘤。既往有慢性乙型病毒性肝炎病史6年。入院神经系统查体未见明显异常。

2. 影像学检查

头颅MRI平扫：无异常发现（图3-10-8）。

头颈动脉CTA：左侧椎动脉远端V4段动脉瘤（图3-10-9）。

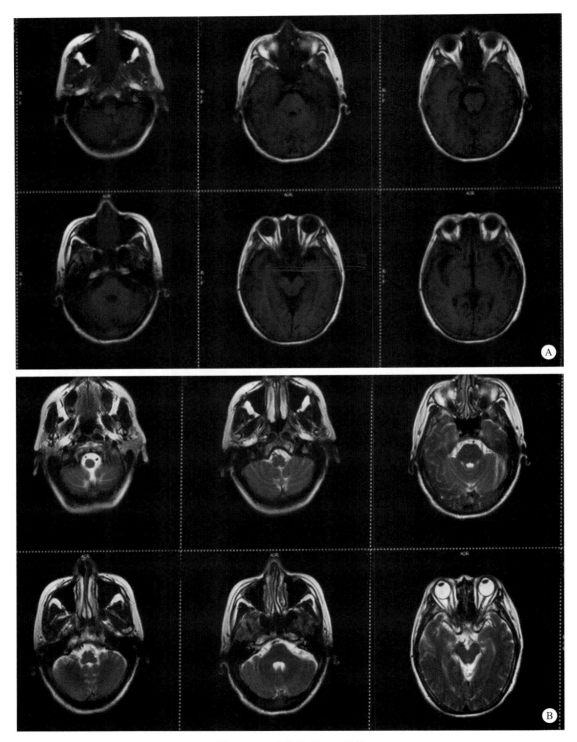

图3-10-8 术前头颅MRI影像

A、B. T₁加权成像（A）和T₂加权成像（B）显示脑实质信号未见异常，各脑沟、脑裂、脑池未见增宽，脑室系统未见扩张，患者入院后头颅MRI平扫无异常发现

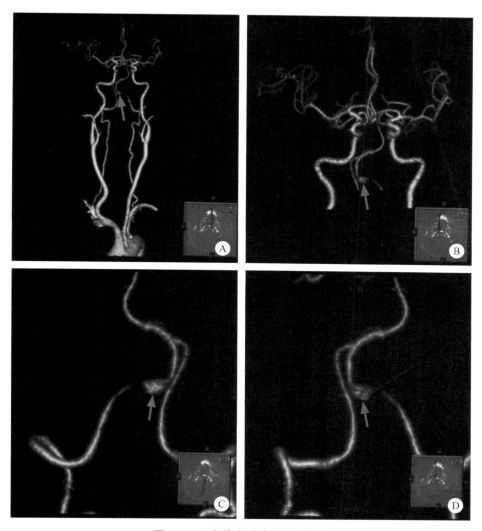

图3-10-9 术前头颈动脉CTA影像

A～D.头颈动脉CTA成像三维重建从多个角度（A～C）观察，可见左侧椎动脉远端V4段局部狭窄后呈偏侧梭形膨大，多考虑夹层动脉瘤，测量示动脉瘤大小（D）约5.2mm×4.1mm（红色箭头所示为动脉瘤）

3. 诊断

左侧椎动脉V4段夹层动脉瘤。

4. 治疗

支架分步释放辅助弹簧圈栓塞术（图3-10-10～图3-10-12）。

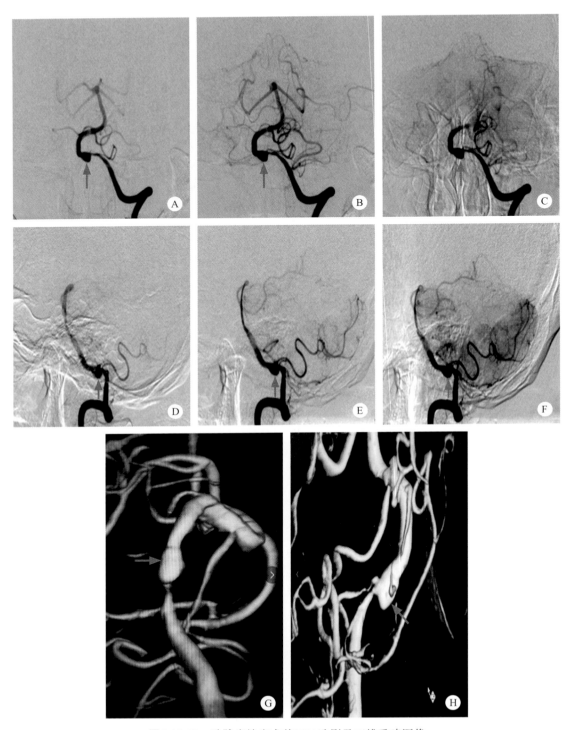

图3-10-10　动脉瘤栓塞术前DSA造影及三维重建图像

A～F.左侧椎动脉正位（A.动脉早期，B.动脉中期，C.动静脉期）、侧位（D.动脉早期，E.动脉中期，F.动静脉期）造影，见其V4段处宽颈动脉瘤，呈偏侧梭形改变，大小约5.4mm×4.0mm×2.6mm，近端稍狭窄；G、H.从不同角度观察，旋转造影三维重建显示动脉瘤开口于左侧椎动脉V4段，动脉瘤近端载瘤动脉变窄（红色箭头所示为动脉瘤）

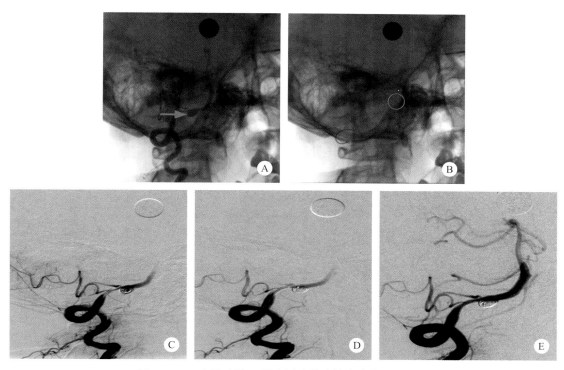

图3-10-11 左椎动脉V4段夹层动脉瘤栓塞术中DSA影像

A.根据三维重建图像确定合适的动脉瘤栓塞工作角度后，导引导管选择性插管于左侧椎动脉进行造影（箭头所示为夹层动脉瘤）；B.支架导管和栓塞导管到位，即支架输送导管超选择入夹层以远椎动脉远端并跨过左侧椎动脉宽颈动脉颈段，栓塞导管头端超选择进入动脉瘤腔内并造影证实其位置良好，不减影反转图像更好地显示导管位置及其头端（红色圈所示为微导管头端不透光标志）；C.经栓塞导管于动脉瘤腔内填塞第一个微弹簧圈，造影证实其编筐成形良好、稳定后电解脱弹簧圈；D.经支架导管小心输送LVIS 3.5mm/20mm支架一枚，采用半释放技术使支架中段覆盖动脉瘤颈，继续向动脉瘤腔内逐步填入微弹簧圈；E.直至动脉瘤达到致密栓塞，完全释放打开支架，使支架跨过左侧椎动脉宽颈动脉瘤瘤颈及近端载瘤动脉狭窄段，进行重建性治疗

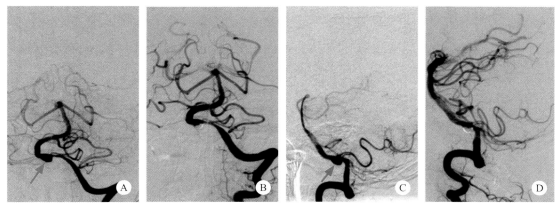

图3-10-12 栓塞术前后DSA影像对比

A~D.术前造影与术后即刻造影对比动脉瘤栓塞情况，左侧椎动脉正位（A.术前，B.术后）、侧位（C.术前，D.术后）显示动脉瘤完全不显影，载瘤动脉基本重建，远端分支血管血流通畅、显影良好（红色箭头所示为动脉瘤）

5. 术后随访

术后患者生命体征平稳，神志清，查体合作、语利，四肢活动好，即刻复查造影显示动脉瘤已达致密填塞（＞99%填塞率），达到治愈目的，其余正常血管显影良好。术后复查头颅CT提示双侧大脑半球对称，灰白质对比正常，未见术后并发脑梗死或出血征象（图3-10-13）。

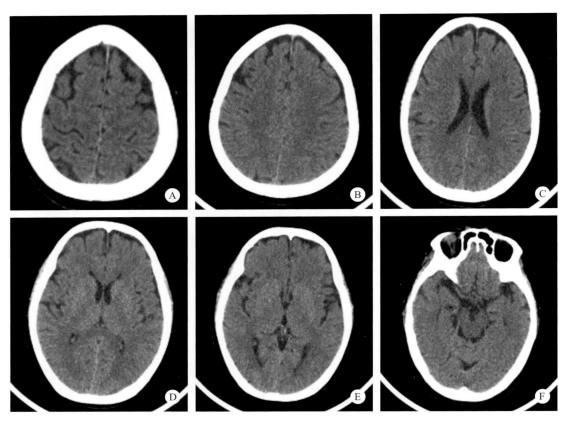

图3-10-13 术后复查头颅CT影像

A～F.双侧大脑半球对称，灰白质对比正常，未见术后并发脑梗死或出血征象

病例3 　烟雾病并左侧大脑后动脉 P1 段分支远端动脉瘤

1. 临床表现

患者女性，24岁，因"突发头痛伴恶心呕吐2个月余"就诊。于当地医院行头颅CT检查提示右侧丘脑出血破入脑室。入院后行头颈动脉CTA检查提示烟雾病可能；头颅MRI＋MRA提示多发腔隙性梗死及缺血损害灶，右侧丘脑陈旧性出血，烟雾病可能；CT脑灌注成像显示双侧额顶叶血流量减少，以左侧明显；DSA全脑血管造影提示双侧大脑前动脉

及大脑中动脉未见显影，合并烟雾状血管形成，左侧大脑后动脉细小分支瘤样扩张。既往无特殊病史。

查体：合作，格拉斯哥昏迷评分15分，意识清楚，双侧瞳孔等大等圆、对光反射灵敏，颈部无抵抗，脑膜刺激征阴性，四肢肌力5级，肌张力正常，双侧病理反射未引出。

2.影像学检查

头颅CT平扫：右侧丘脑出血破入脑室（图3-10-14）。

头颈动脉CTA：双侧颈内动脉末端、双侧大脑前中动脉起始处闭塞，周围见大量侧支循环形成，左侧大脑后动脉细小分支瘤样扩张，多考虑烟雾病合并动脉瘤（图3-10-15）。

CT双侧脑灌注成像（CTP）：双侧额顶叶血流量减少，以左侧明显。

头颅MRI平扫＋弥散＋颅内血管成像：双侧额顶叶、双侧侧脑室旁多发腔隙性梗死及缺血损害灶；右侧丘脑陈旧性出血后改变；颅内血管增多、迂曲，烟雾病可能。

DSA全脑血管造影：双侧大脑前动脉及大脑中动脉未见显影；左侧大脑后动脉细小分支瘤样扩张，多考虑动脉瘤。

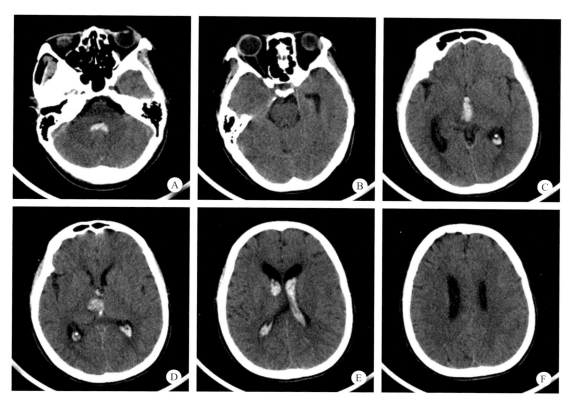

图3-10-14　术前头颅CT影像

A～F.患者入院后行头颅CT平扫显示右侧丘脑团片状高密度出血影，第四脑室、第三脑室、双侧侧脑室内积血，考虑为右侧丘脑出血破入脑室

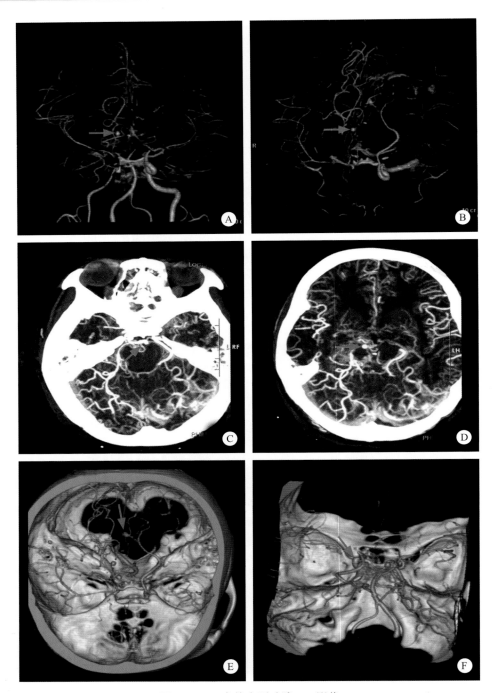

图3-10-15　术前头颈动脉CTA影像

A～F.头颈动脉CTA成像三维重建（A、B和E、F）及不减影图像（C、D）显示，双侧颈内动脉末端、双侧大脑前中动脉起始段重度狭窄至闭塞，周围见多发迂曲小血管影呈团片状、大量侧支循环形成，左侧大脑后动脉细小分支瘤样扩张，多考虑烟雾病合并动脉瘤（红色箭头所示为动脉瘤）

3. 诊断

（1）左侧大脑后动脉P1段分支远端动脉瘤。
（2）烟雾病。
（3）脑出血恢复期。

4. 治疗

EVAL胶栓塞术（图3-10-16和图3-10-17）。

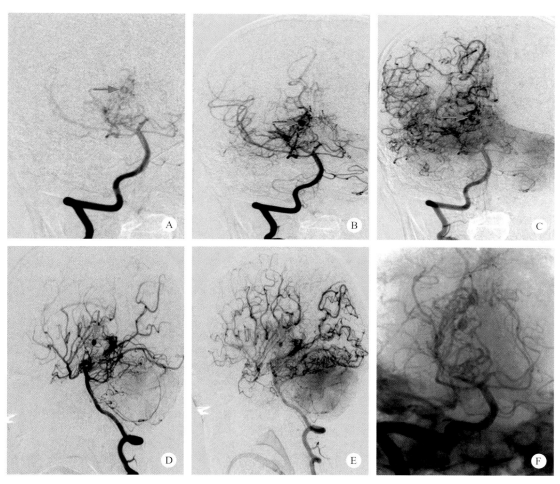

图3-10-16 动脉瘤栓塞术前DSA影像

A～E.右侧椎动脉正位（A.动脉早期，B.动脉中期，C.动静脉期）、侧位（D.动脉中期，E.动静脉期）造影，见左侧大脑后动脉P1段分支远端动脉瘤，大小约5.0mm×3.6mm×3.5mm，动脉瘤类球形，考虑为出血责任病灶；F.不减影反转图像更清楚地显示异常增生血管网及左侧大脑后动脉P1段分支远端动脉瘤（红色箭头所示为动脉瘤）

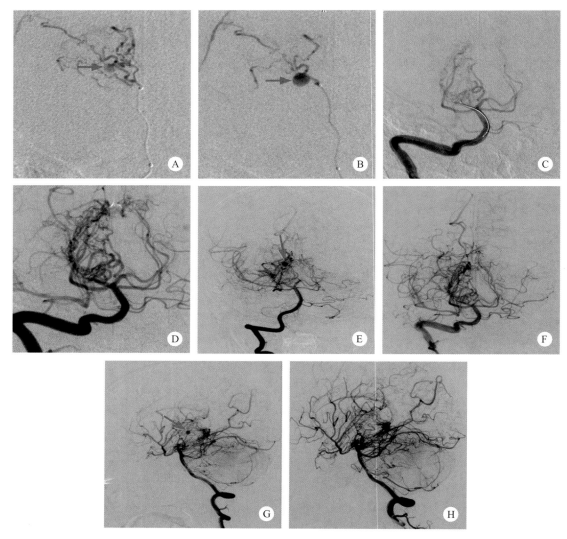

图3-10-17 大脑后动脉P1段动脉瘤栓塞术中DSA影像

A、B.利用路图示踪技术在微导丝引导下，经6F导引导管超选择性插管，将微导管头端尽可能靠近载瘤动脉近端；C.由于血管迂曲，经多次超选择后，最终将微导管成功送入动脉瘤腔内；D.经微导管注入两套EVAL胶进行栓塞治疗，经造影证实动脉瘤基本不显影后撤出微导管；E～H.患者术前造影与术后即刻造影对比动脉瘤栓塞情况，右侧椎动脉正位（E.术前，F.术后）、侧位（G.术前，H.术后）显示动脉瘤完全致密栓塞，不显影，周围血管显影良好（红色箭头所示为动脉瘤）

5. 术后随访

手术结束即刻复查多角度造影证实动脉瘤已基本不显影，周围血管显影良好。麻醉复苏，患者生命体征平稳，神志清，查体合作、语利，四肢活动好。术后即刻复查头颅CT提示右侧丘脑出血及脑室系统内积血较前减少；大脑纵裂及蛛网膜下腔内多发高密度影，考虑为术后造影剂滞留；右侧大脑后动脉走行区见结节状致密影，考虑为动脉瘤栓塞术后改变（图3-10-18）。术后1周复查头颅CT提示原丘脑出血及脑室系统内积血基本吸收，蛛网膜下腔内滞留造影剂之高密度影消失，右侧大脑后动脉走行区见结节状致密影，为术后改变（图3-10-19）。

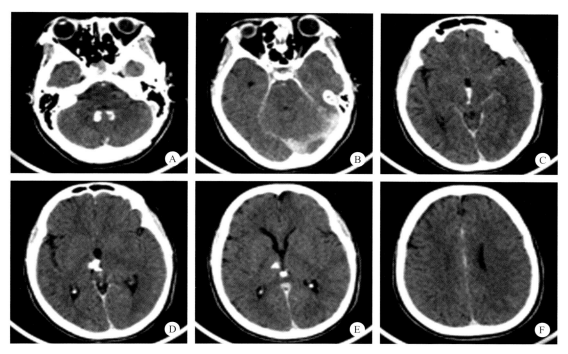

图3-10-18　术后即刻复查头颅CT影像

A～F.右侧丘脑出血及脑室系统内积血较前减少；大脑纵裂及蛛网膜下腔内多发高密度影，考虑为术后造影剂滞留；右侧大脑后动脉走行区见结节状致密影，考虑为动脉瘤栓塞术后改变

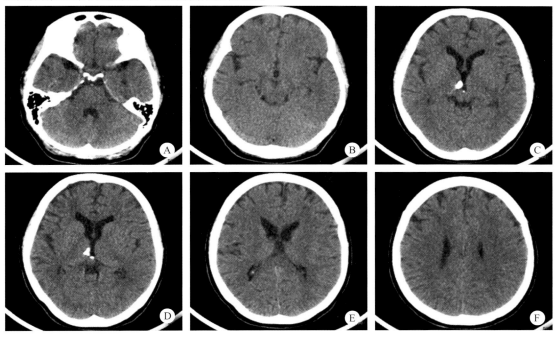

图3-10-19　术后1周复查头颅CT影像

A～F.原丘脑出血及脑室系统内积血基本吸收，蛛网膜下腔内滞留造影剂之高密度影消失，右侧大脑后动脉走行区见结节状致密影，为术后改变

第十一章 多发性颅内动脉瘤

多发性颅内动脉瘤（multiple intracranial aneurysm，MIA）是指多处脑动脉壁异常膨出，是引起自发性蛛网膜下腔出血的最常见原因，具有多发性的特点。其病因目前尚不甚清楚，但多在脑动脉管壁局部的先天性缺陷和腔内压力增高的基础上引起。高血压、脑动脉硬化、血管炎与动脉瘤的发生、发展有关。任何年龄均可发病，40～66岁常见。80%发生于脑底动脉环前半部，多见于脑底动脉分叉处。临床上以自发脑出血、脑血管痉挛、动眼神经麻痹等局灶症状为特点。动脉瘤的"破裂"常是产生严重症状甚至死亡的主要原因。

多发性颅内动脉瘤的诊断：出血急性期CT确诊SAH阳性率极高，安全、迅速、可靠。腰穿脑脊液压力升高伴血性脑脊液常是诊断动脉瘤破裂后蛛网膜下腔出血的直接证据。但颅内压很高时，腰穿要慎重。同时，脑血管造影检查与头颅CT或MRI检查，均能够对相应疾病做出明确的诊断。

多发性颅内动脉瘤的治疗主要包括颅内动脉瘤破裂出血后的非外科治疗和颅内动脉瘤的手术治疗（包括开颅手术和血管内介入治疗）。其中颅内动脉瘤破裂出血后的非外科治疗包括防止再出血、降低颅内压和脑脊液引流。颅内动脉瘤的手术治疗包括动脉瘤颈夹闭或结扎、动脉瘤孤立术、动脉瘤包裹术和血管内介入治疗。

病例1 颅内前循环多发动脉瘤

1.临床表现

患者女性，61岁，因"突发头痛4h余"急诊入院，头痛以双侧颞叶及枕叶为重，呈持续性发作，伴肢体乏力、站立不稳、恶心、呕吐2次。头颅CT检查提示脑池、脑沟内条片状高密度影，考虑蛛网膜下腔出血。既往有高血压病史30年余，血压最高达180/100mmHg，药物治疗控制尚可。

查体：格拉斯哥昏迷评分13分，Hunt-Hess分级Ⅱ级，嗜睡，左眼睑下垂，左侧瞳孔直径约4.5mm，对光反射迟钝，右侧瞳孔直径约3mm，对光反射迟钝，未见明显面舌瘫，颈部抵抗约颌下一横指，脑膜刺激征阳性，四肢肌力3级，肌张力正常，双侧Babinski征阳性。

2. 影像学检查

头颅CT：脑池、脑沟内条片状高密度影，考虑蛛网膜下腔出血（图3-11-1）。

头颈动脉CTA：右侧颈内动脉眼动脉段动脉瘤，右侧大脑中动脉M1、M2段分叉部动脉瘤，右侧颈内动脉后交通动脉开口处动脉瘤（图3-11-2）。

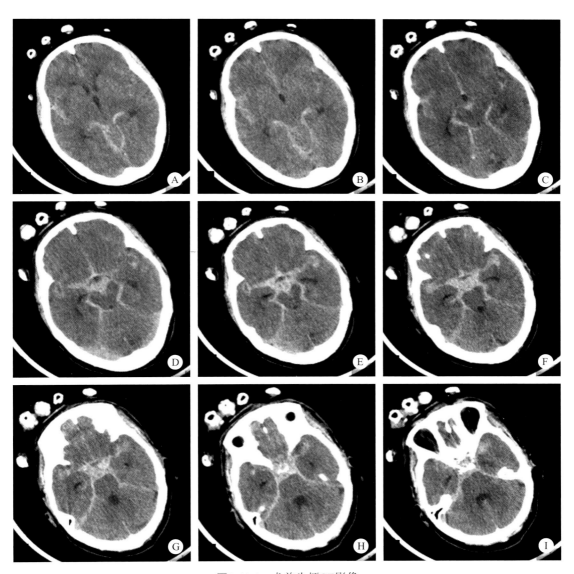

图3-11-1　术前头颅CT影像

A～I.患者入院后行头颅CT平扫可见鞍上池、外侧裂、前纵裂、脑沟内条片状高密度影，考虑蛛网膜下腔出血

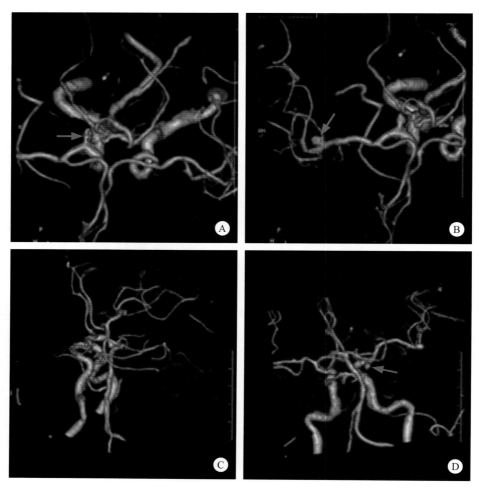

图3-11-2　术前头颈动脉CTA影像

A～D.头颈动脉CTA三维重建可见右侧颈内动脉眼动脉段动脉瘤，大小约3.8mm×4.8mm（A），右侧大脑中动脉M1、M2段分叉部动脉瘤，大小约4.1mm×3.9mm（B），右侧颈内动脉后交通动脉开口处动脉瘤（C、D）（红色箭头所示为动脉瘤）

3.诊断

（1）右侧颈内动脉后交通动脉开口处破裂并自发性蛛网膜下腔出血。

（2）右侧大脑中动脉M1、M2段分叉部动脉瘤（未破裂）。

（3）右侧颈内动脉眼动脉段动脉瘤（未破裂）。

（4）高血压3级，很高危。

4.治疗

颅内多发动脉瘤单纯弹簧圈栓塞术，造影发现的三个动脉瘤一次性全部处理（图3-11-3～图3-11-7）。

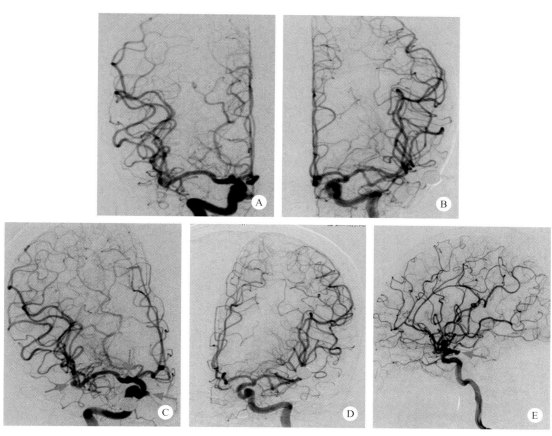

图3-11-3　动脉瘤栓塞术前DSA影像

A～E.术前行DSA全脑血管内造影，双侧对比观察更容易发现病灶。右侧颈内动脉正位（A）、右前斜位（C）及侧位（E）造影见右侧颈内动脉后交通动脉开口处有一动脉瘤，大小约5.3mm×4.8mm×2.5mm，呈姜状，瘤顶有一小子囊指向右后上方，瘤颈相对狭窄，且右侧后交通动脉开放、显影良好，并向右侧大脑后动脉供血区域代偿供血；右侧大脑中动脉M1、M2段分叉部见一大小约4.3mm×3.9mm×2.3mm动脉瘤，类球形，瘤顶指向右外侧方；右侧颈内动脉眼动脉段见一大小约2.4mm×1.8mm×1.2mm动脉瘤，类球形，瘤顶指向右后方。左侧颈内动脉正位（B）、右前斜位（D）造影未见明显异常。判断右侧颈内动脉后交通动脉开口处动脉瘤为责任病灶，应先行栓塞，同期随后处理其余两个非责任病灶动脉瘤（红色箭头所示为动脉瘤）

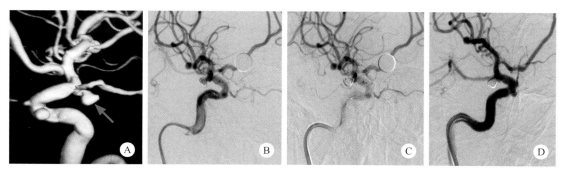

图3-11-4　右侧颈内动脉后交通动脉开口处破裂动脉瘤栓塞术中DSA影像

A. DSA旋转造影三维重建立体展示动脉瘤形态、瘤颈及其与载瘤动脉的关系，箭头所示为右侧颈内动脉后交通动脉开口处姜状带子囊动脉瘤（红色箭头所示为动脉瘤）；B.选择合适的栓塞工作角度，微导管超选择到位抵达动脉瘤腔内，填塞MicoPlex10 4mm/10cm Complex微弹簧圈1枚，造影证实该微弹簧圈于动脉瘤腔内编筐成形良好、稳定后电解脱弹簧圈；C、D.再以同样方式依次填入不同型号MicoPlex10 Helical-Soft微弹簧圈4枚，直至动脉瘤及其子囊达完全致密栓塞

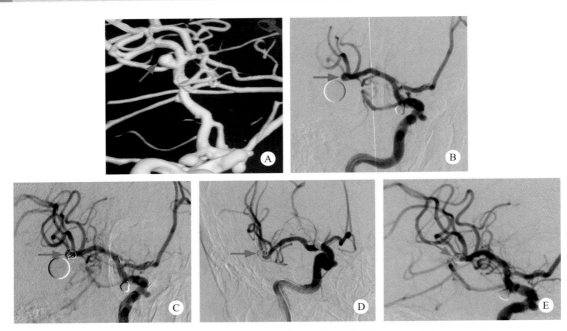

图3-11-5　右侧大脑中动脉M1、M2段分叉部未破裂动脉瘤栓塞术中DSA影像

A. DSA旋转造影三维重建立体展示动脉瘤形态、瘤颈及其与载瘤动脉的关系，箭头所示为右侧大脑中动脉M1、M2段分叉部类球形动脉瘤；B.确定栓塞工作角度，再次造影；C.微导管超选择到位抵达动脉瘤腔内，填塞MicoPlex10 3mm/7cm Complex微弹簧圈1枚，造影证实该微弹簧圈于动脉瘤腔内编筐成形良好、稳定后电解脱弹簧圈；D、E.再以同样方式依次填入不同型号MicoPlex10 Helical-Soft微弹簧圈3枚完全致密栓塞动脉瘤体（红色箭头所示为栓塞前或后动脉瘤）

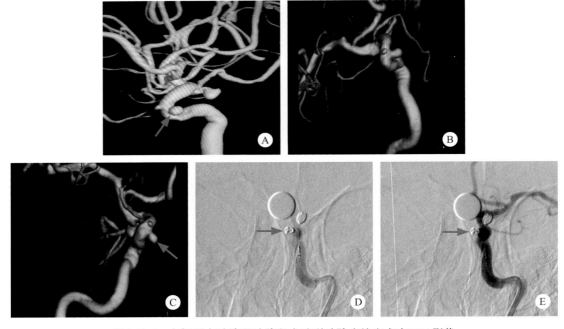

图3-11-6　右侧颈内动脉眼动脉段未破裂动脉瘤栓塞术中DSA影像

A～C. DSA旋转造影三维重建多角度立体展示动脉瘤形态、瘤颈及其与载瘤动脉的关系，箭头所示为右侧颈内动脉眼动脉段类球形动脉瘤；D、E.确定栓塞工作角度，微导管超选择到位抵达动脉瘤腔内，向动脉瘤腔内依次填入微弹簧圈共3枚完全致密栓塞动脉瘤体（红色箭头所示为动脉瘤）

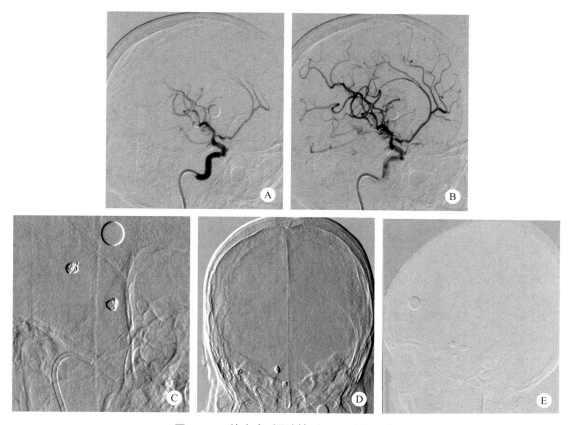

图3-11-7 栓塞术后即刻复查DSA造影影像

A、B.后交通动脉开口处和大脑中动脉分叉部动脉瘤栓塞完毕后即刻造影显示动脉瘤已基本不显影，载瘤动脉通畅、显影良好；C.右侧颈内动脉侧位不减影图像可清晰显示弹簧圈位置及形态；D、E.三个颅内动脉瘤均栓塞完成后即刻右侧颈内动脉正位和侧位造影证实，全部动脉瘤均已致密栓塞，不显影，右侧颈内动脉正位（D）和侧位（E）不减影图像可清晰显示弹簧圈位置及形态

5.术后随访

手术结束即刻复查造影显示三个动脉瘤已全部致密填塞，基本无显影，其余正常血管显影良好。麻醉复苏后拔除气管插管，患者生命体征平稳，每日行腰椎穿刺，脑脊液由红变清，头痛症状、精神状态明显改善，术后左眼睑仍下垂，但左侧瞳孔直径较术前有回缩，对光反射较术前灵敏。术后即刻复查头颅CT提示蛛网膜下腔出血较术前明显吸收，右侧鞍上、鞍下区及右侧颞部分别见三个结节状致密影伴明显伪影，为动脉瘤栓塞术后改变（图3-11-8）；术后连续监测腰穿脑脊液，外观由血性逐渐变清亮（图3-11-9）。

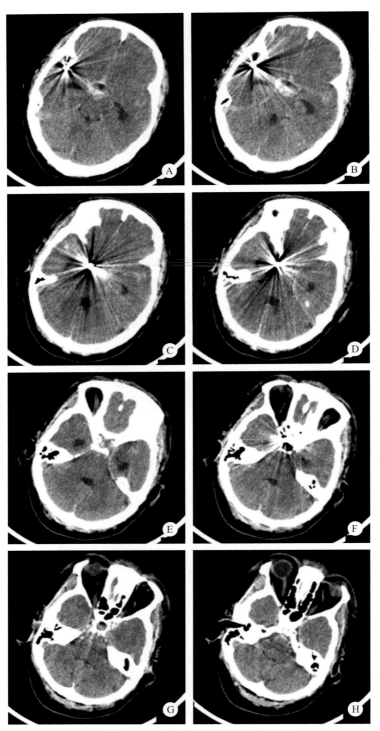

图3-11-8　术后即刻复查头颅CT影像

A～H.蛛网膜下腔出血较术前明显吸收；右侧鞍上、鞍下区及右侧颞部分别见三个结节状致密影伴明显伪影，为动脉瘤栓塞术后改变

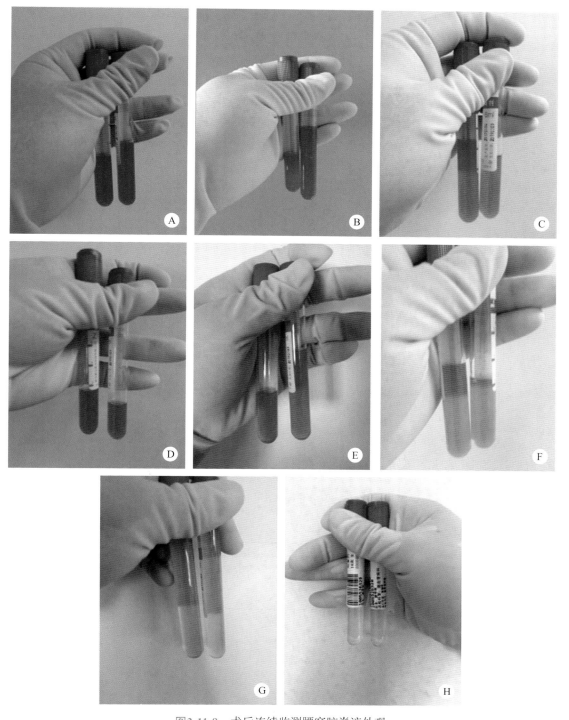

图3-11-9 术后连续监测腰穿脑脊液外观

A～H.患者动脉瘤破裂并蛛网膜下腔出血术后每天一次行腰穿，连续监测脑脊液，外观由血性逐渐变清亮

病例2　同时累及前后循环的颅内多发动脉瘤

1. 临床表现

患者女性，59岁，因"突发言语不清伴头晕、头痛2天"入院。头颅CT提示左侧基底核区软化灶，左额叶及右侧基底核区腔隙性脑梗死；头颅MRI提示右侧半卵圆中心片状急性腔隙性梗死，双侧额顶叶、右侧丘脑多发腔隙性脑梗死灶及缺血损害灶，左侧额岛叶、丘脑及基底核区脑软化灶并陈旧性出血；头颈部CTA提示右侧颈内动脉虹吸部前床突段动脉瘤。既往有高血压病史20年，血压最高达190/110mmHg，药物治疗控制不佳。

查体：BP 159/95mmHg，Hunt-Hess分级Ⅱ～Ⅲ级，嗜睡，能简单对答，颈部抵抗，脑膜刺激征阳性，四肢肌力5⁻级，双侧Babinski征阳性。

2. 影像学检查

头颅CT：左侧基底核区软化灶，左额叶及右侧基底核区腔隙性脑梗死（图3-11-10）。

头颈动脉CTA：右侧颈内动脉虹吸部前床突段动脉瘤（图3-11-11）。

头颅MRI：右侧半卵圆中心片状急性腔隙性梗死，双侧额顶叶、右侧丘脑多发腔隙性梗死灶及缺血损害灶，左侧额岛叶、丘脑及基底核区脑软化灶并陈旧性出血（图3-11-12）。

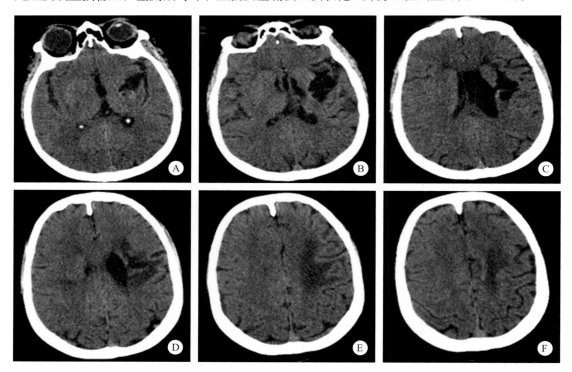

图3-11-10　术前头颅CT影像

A～F.患者入院后行头颅CT平扫示左侧基底核区片状极低密度软化灶，右侧基底核区低密度腔隙性梗死灶

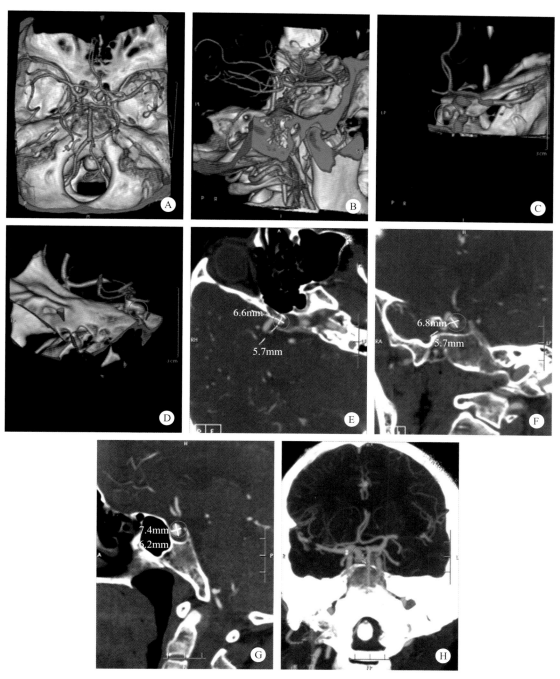

图3-11-11 术前头颈动脉CTA影像

A～H.头颈动脉CTA成像三维重建（A～D）及不减影图像（E～H）上右侧颈内动脉虹吸部前床突段见一囊袋状突起，考虑动脉瘤，突向蝶鞍区，大小约7.4mm×6.8mm×5.7mm（红色圈所示为动脉瘤）

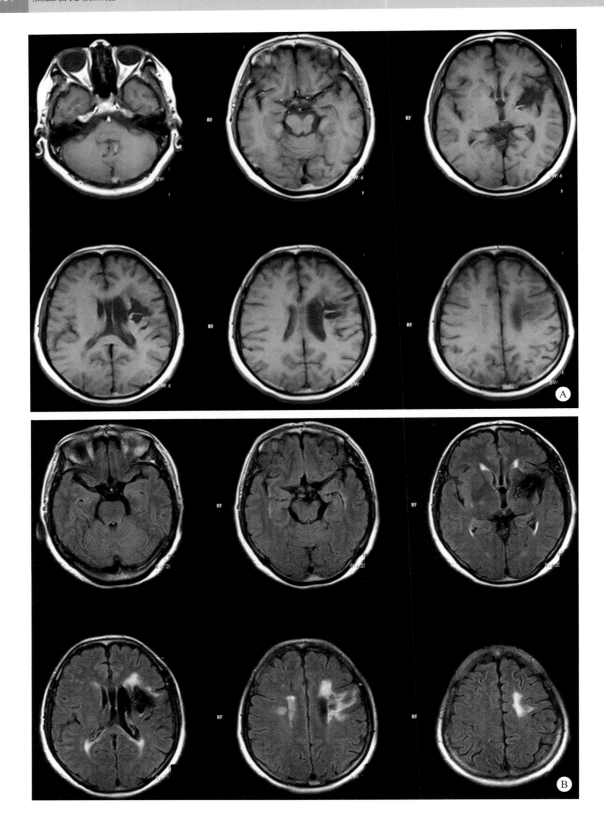

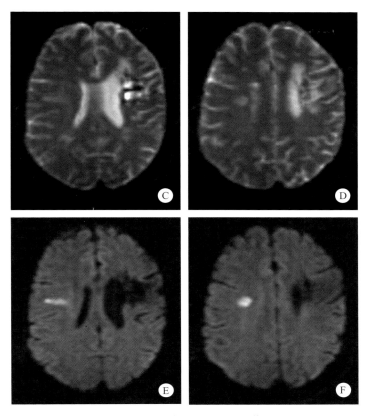

图3-11-12　术前头颅MRI影像

A～F. T₁加权成像（A）、T₂加权成像（B）、FLAIR像（C、D）和弥散加权DWI成像（E、F）见右侧半卵圆中心片状稍低T₁、稍高T₂信号影，FLAIR像呈稍高信号，DWI呈高信号，提示为急性腔隙性梗死；双侧额顶叶、右侧丘脑多发点片状稍低T₁、稍高T₂信号影，FLAIR像呈稍高信号，DWI上无弥散受限信号改变，提示为多发性缺血损害灶；左侧额岛叶、丘脑及基底核区脑软化灶并陈旧性出血

3. 诊断

（1）右侧颈内动脉后交通开口处动脉瘤。

（2）右侧大脑中动脉M1段分叉部动脉瘤。

（3）右侧小脑后下动脉开口处动脉瘤。

（4）高血压3级，很高危。

4. 治疗

颅内多发动脉瘤分次处理，此次仅处理体积相对较大、宽颈的右侧后交通动脉开口处动脉瘤，其余两个较小的动脉瘤后期再处理。右侧后交通动脉开口处动脉瘤采取单纯弹簧圈栓塞术（图3-11-13～图3-11-15）。

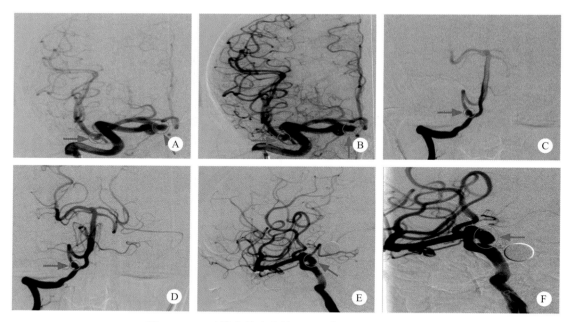

图3-11-13　动脉瘤栓塞术前DSA影像及工作角度选择

A、B.右侧颈内动脉正位（A.动脉早期，B.动脉中晚期）造影见右侧后交通动脉开口处动脉瘤，呈椭圆形，窄颈，大小约8mm×7mm×8mm，顶端指向内下方；同时发现右侧大脑中动脉M1段分叉部动脉瘤，呈球形，宽颈，大小约3mm×3mm×2mm。C、D.右侧椎动脉正位（C.动脉早期，D.动脉中晚期）造影可见右侧小脑后下动脉开口处动脉瘤，亦呈球形，宽颈，大小约2mm×2mm×1mm。判断颅内多发动脉瘤均为未破裂动脉瘤，可择期分次处理，故此次仅处理体积相对较大的右侧后交通动脉开口处动脉瘤，其余两个较小的动脉瘤后期再处理。E、F.DSA旋转造影多角度观察后确定合适的右侧后交通动脉开口处动脉瘤栓塞的工作角度（LAO 59°，CAUN 16°）（红色圈和箭头所示为动脉瘤）

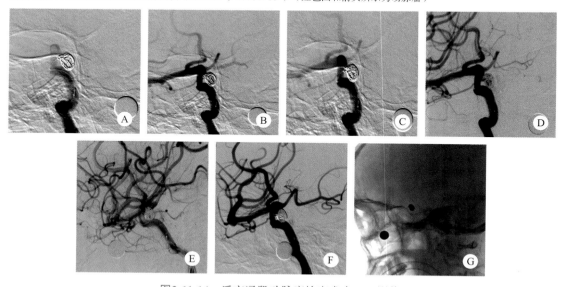

图3-11-14　后交通段动脉瘤栓塞术中DSA影像

A、B.将塑形后微导管超选择性置入动脉瘤腔内，经造影确认该微导管头端位置稳定良好后，以MicoPlex10 7mm/18cm Complex 微弹簧圈经该微导管小心送入动脉瘤腔内，再次造影确认该微弹簧圈编筐成形良好、稳定后电解脱；C～F.再以同样方式继续向动脉瘤腔内填入MicoPlex10 6mm/20cm Helical-Regular微弹簧圈2枚、MicoPlex10 4mm/10cm Complex和MicoPlex10 2mm/6cm HyperSoft Helical各1枚，直至动脉瘤完全致密栓塞，基本无造影剂残留显影，后交通动脉及载瘤动脉通畅，显影良好；G.不减影反转图像可更清晰显示弹簧圈形态

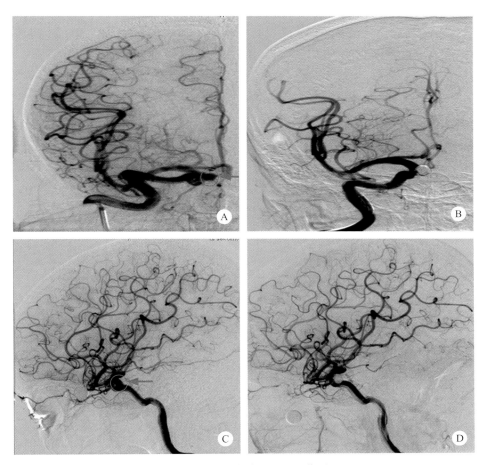

图3-11-15 栓塞术前后DSA影像对比

A～D.患者术前造影与术后即刻造影对比动脉瘤栓塞情况，右侧颈内动脉正位（A.术前，B.术后）、左前侧位（C.术前，D.术后）显示动脉瘤基本致密栓塞，不显影，后交通动脉完整保留、血流通畅，右侧颈内动脉各分支血管显影良好（红色箭头和圆圈所示为动脉瘤）

5. 术后随访

手术结束即刻复查多角度造影证实，右侧后交通动脉开口处宽颈动脉瘤已致密填塞，基本无显影，其余正常血管显影良好。麻醉复苏后拔除气管插管，患者生命体征平稳。术后第1天复查头颅CT薄层扫描，鞍区见结节状致密影伴明显伪影，为动脉瘤栓塞术后改变（图3-11-16）；术后第3天复查头颅MRI提示左侧额岛叶、丘脑及基底核区脑软化灶，右侧半卵圆中心腔隙性梗死灶，同术前；右侧枕叶可见多发小点状DWI高信号影，结合临床考虑术后并发无症状性新鲜腔隙性梗死灶（图3-11-17）。

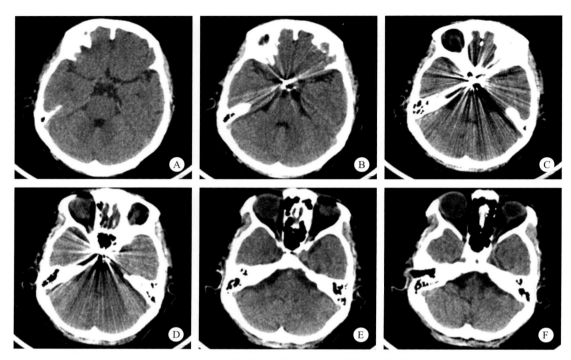

图3-11-16　术后第1天复查头颅CT薄层扫描影像

A ～ F.鞍区见结节状致密影伴明显伪影，为动脉瘤栓塞术后改变

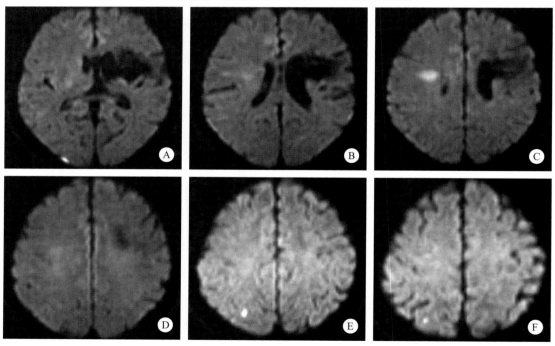

图3-11-17　术后第3天头颅MRI影像

A～F. DWI显示左侧额岛叶、丘脑及基底核区脑软化灶，右侧半卵圆中心腔隙性梗死灶，同术前；右侧枕叶可见多发小点状DWI高信号影，结合临床考虑术后并发无症状性新鲜腔隙性梗死

第十二章　动静脉畸形

脑动静脉畸形（arteriovenous malformation，AVM）是胚胎发育过程中脑血管发生变异而形成的，占脑血管畸形90%以上。一般认为，在胚胎第45～60天时发生，胚胎第4周，脑原始血管网开始形成，原脑中出现原始的血液循环，以后原始血管再分化出动脉、静脉和毛细血管，在胚胎早期，原始的动脉及静脉是相互交通的，以后由于局部毛细血管发育异常，动脉及静脉仍然以直接沟通的形式遗留下来，导致动静脉之间没有正常毛细血管的阻力，血液直接由动脉流入静脉，使静脉因压力增大而扩张，动脉因供血多，也逐渐增粗，加上侧支血管形成及扩大，形成迂曲、缠结、粗细不等的畸形血管团，血管壁薄弱处扩大成囊状，其内部动脉与静脉之间无毛细血管而直接沟通形成数量不等的瘘道，血液由供血动脉流入畸形血管团，通过瘘道直入静脉，再汇聚到一至数根引流静脉后离开血管团，流向静脉窦。有的畸形血管团包含动脉瘤与静脉瘤。本病可发生于脑的任何部位，病灶左右侧分布基本相等。90%以上位于小脑幕上，而大多数分布于大脑皮质，约占幕上病灶的70%。其中以顶、额、颞叶多见，枕叶略少。由于缺乏毛细血管结构，因而产生一系列脑血流动力学的改变，出现相应的临床症状和体征。临床上常表现为反复颅内出血、部分性或全身性癫痫发作、短暂性脑缺血发作和进行性神经功能障碍，也是引起颅内自发性蛛网膜下腔出血的第二位病因。

脑动静脉畸形目前主要采用显微神经外科手术治疗、血管内栓塞治疗和立体定向放射外科治疗。

病例1　左侧顶叶动静脉畸形

1. 临床表现

患者男性，31岁，因"突发左侧肢体活动不灵便伴言语不能10h余"就诊。头颅CT提示左侧顶叶脑出血破入脑室。既往无特殊病史，否认头部外伤史。

查体：格拉斯哥昏迷评分10分，嗜睡，运动性失语，双眼眼球各方向活动正常，双侧瞳孔等大等圆，直径3mm，对光反射存在，左侧肢体肌力5级，右侧肢体肌力1级，肌张力减低，病理征未引出，脑膜刺激征阴性。

2. 影像学检查

头颅CT：左侧顶颞叶、基底核区脑出血，破入脑室系统（图3-12-1）。

CT增强+头颈动脉CTA：左侧颞、顶叶动静脉畸形（图3-12-2）。

头颅MRI：动静脉畸形，并左侧顶叶脑出血（亚急性期），血肿形成（图3-12-3）。

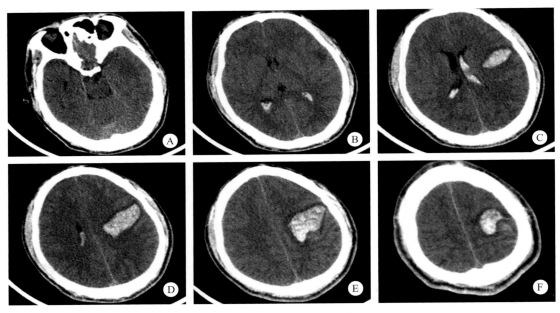

图3-12-1　术前头颅CT影像

A～F.头颅CT平扫显示左侧颞顶叶、基底核区出血，破入脑室系统，血肿大小约4.9cm×3.2cm×4.5cm，周围见低密度水肿带，左侧侧脑室稍受压，中线结构稍向右偏移

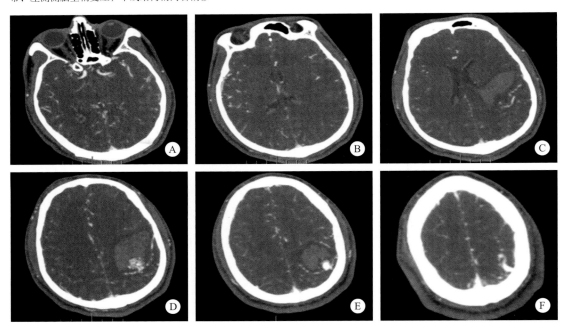

图3-12-2　术前CT 增强及CTA影像

A～F.头颅CT 增强+头颈动脉CTA成像，左侧颞顶叶见增粗、迂曲血管团影，与左侧大脑前、中动脉远端分支相连，可见增粗引流静脉汇入上矢状窦，提示左侧颞顶叶动静脉畸形

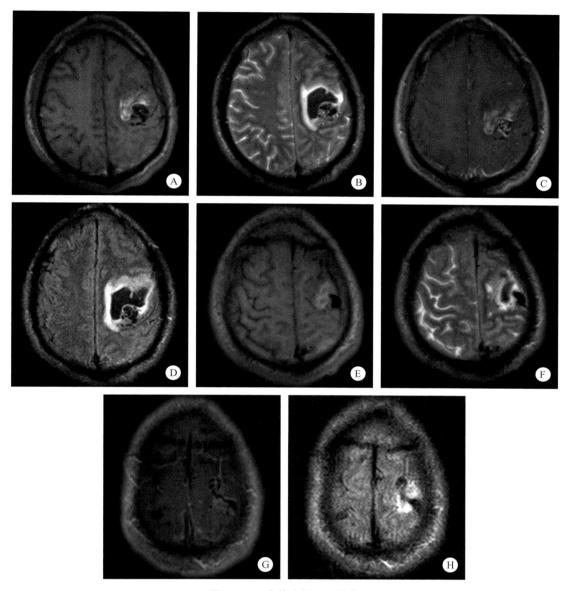

图3-12-3　术前头颅MRI影像

A～H.T₁加权成像（A、B）、T₂加权成像（C、D）、FLAIR像（E、F）和弥散加权DWI成像（G、H）见左侧顶叶团块状稍短T₁、稍短T₂信号影，FLAIR像呈低信号，DWI呈高信号，病灶边缘环状长T₁、长T₂信号影，周边可见粗大的引流静脉血管流空影，考虑动静脉畸形，并左侧顶叶脑出血（亚急性期），血肿形成

3.诊断

（1）左侧顶叶动静脉畸形。

（2）左侧额顶叶脑出血并破入脑室。

4.治疗

Onxy胶介入栓塞术（图3-12-4和图3-12-5）。

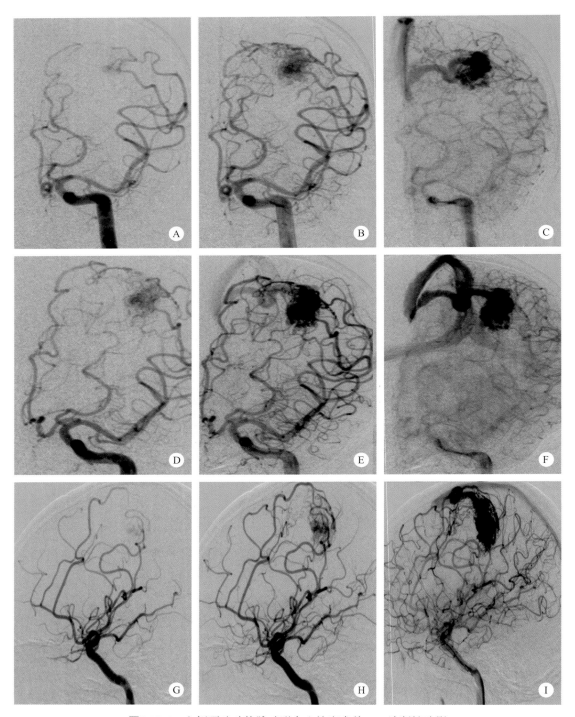

图3-12-4 左侧顶叶动静脉畸形介入栓塞术前DSA诊断性造影

A～I.介入栓塞治疗术前DSA诊断性造影检查明确左顶叶动静脉畸形。左侧颈内动脉正位（A.动脉早期，B.动脉中期，C.动静脉期）、斜位（D.动脉早期，E.动脉中期，F.动静脉期）、侧位（G.动脉早期，H.动脉中期，I.动静脉期）造影，见左顶叶有一畸形血管团，大小约3cm×4cm×4cm，主要由左侧大脑前动脉分支及左侧大脑中动脉顶支供血，同时前交通动脉开放，通过左侧大脑前动脉远端数支分支参与供血，畸形血管团主要通过较粗的皮质静脉向上矢状窦引流

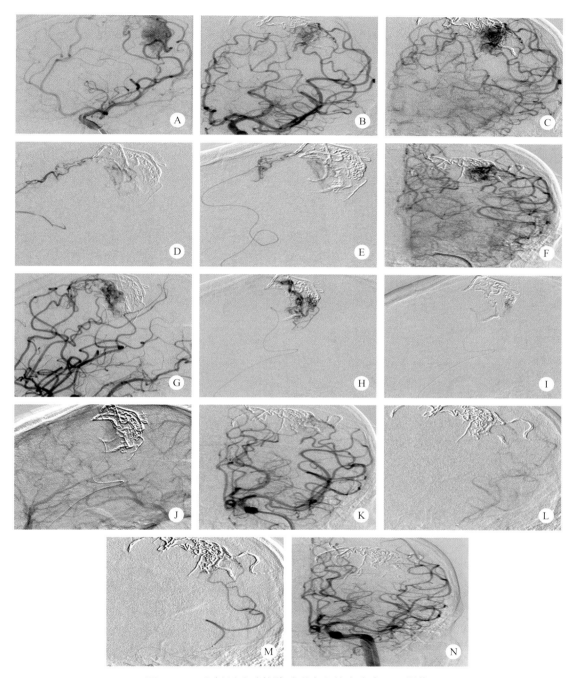

图3-12-5　左侧顶叶动静脉畸形介入栓塞术中DSA影像

A.导引导管到位造影再次观察畸形血管团供血动脉；B、C.微导管超选择到达左侧大脑前动脉供应畸形血管团的分支内，第一次注入Onxy非黏附性液体栓塞剂弥散至畸形团内及邻近引流静脉段，造影（B.左侧颈内动脉正位动脉早期，C.动静脉期）见畸形血管团上部已栓塞完全，但由左侧大脑中动脉3个分支参与供血的畸形团中下部仍有显影；D、E.调整微导管超选择到达左侧大脑中动脉供应畸形团中部的分支内，造影确认微导管头端位置良好；F.第二次注胶并造影；G、H.调整微导管超选择至左侧大脑中动脉供应畸形团的另一分支内，并造影确认微导管到位；I～K.第三次注入Onxy非黏附性液体栓塞剂（I）并即刻行侧位（J）和正位（K）造影；L、M.再次调整微导管超选择至左侧大脑中动脉供应畸形团下部的第三个分支内；N.第四次注入Onxy非黏附性液体栓塞剂，造影显示动静脉畸形已基本栓塞，达到影像学上的治愈

5. 术后随访

手术结束即刻复查造影见畸形团已基本栓塞，其余正常血管显影良好，正常静脉回流通畅。术后患者运动性失语，右侧肢体肌力1级，较术前无加重。术后第1天复查头颅CT提示左侧颞顶叶内片状出血灶，周围见低密度水肿带，左侧侧脑室内积血较前明显减少；左侧顶部见高密度栓塞剂影及伪影，为栓塞术后改变（图3-12-6）。

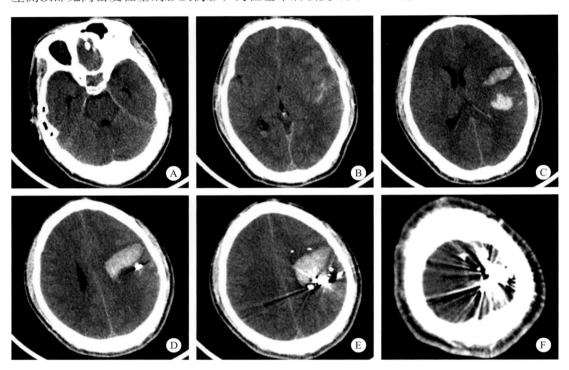

图3-12-6   栓塞术后头颅CT影像

A～F.患者动静脉畸形介入胶栓后第1天行头颅CT平扫检查示左侧颞顶叶内片状出血灶，周围见低密度水肿带，左侧侧脑室内积血较前明显减少；左侧顶部见高密度栓塞剂影及伪影，为栓塞术后改变

病例2   左侧额顶叶动静脉畸形破裂并左侧脑室出血

1. 临床表现

患者男性，7岁，因"突发头痛、呕吐9h"入院。头颅CT提示左侧脑室出血。既往（2015年）曾有相同病史，于儿童医院检查提示血管瘤（具体不详），当时因患者年龄较小，未进一步治疗。

查体：T 38℃，P 79次/分，R 20次/分，BP 90/52mmHg，格拉斯哥昏迷评分15分，意识清醒，查体欠合作，双侧瞳孔等大等圆，直径约3mm，对光反射灵敏，四肢肌力5级，肌张力正常，双侧Babinski征阴性，颈软，Kernig征阴性。

2. 影像学检查

头颅CT：左侧侧脑室出血。

3. 诊断

（1）左侧额顶叶动静脉畸形。
（2）左侧额叶出血并破入侧脑室。

4. 治疗

动静脉畸形EVAL胶介入栓塞术（图3-12-7和图3-12-8）。

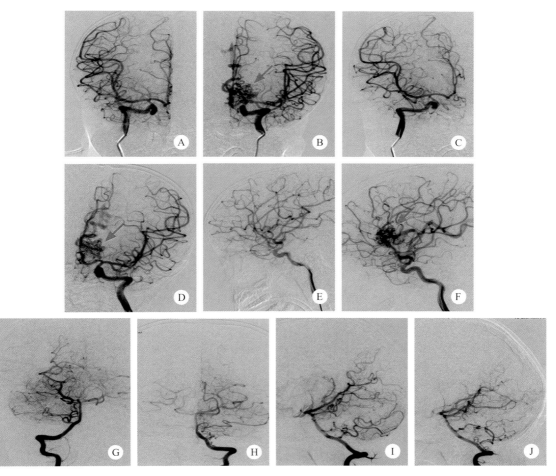

图3-12-7 左侧额顶叶动静脉畸形介入栓塞术前DSA诊断性造影

A～J.介入栓塞治疗术前DSA诊断性造影检查明确左侧额顶叶动静脉畸形。左侧颈内动脉正位（B）、斜位（D）、侧位（F）造影，见左侧额顶叶有一畸形血管团，大小约2cm×3cm×2cm，左侧大脑前动脉A2、A3段分支向畸形血管团供血，并经深部引流静脉向直窦引流；右侧颈内动脉正位（A）、斜位（C）、侧位（E）造影，以及右侧椎动脉正位（G）、侧位（H）和左侧椎动脉正位（H）、侧位（J）造影，显示大脑中动脉及双侧椎动脉均未参与供血（红色箭头所示为畸形血管团）

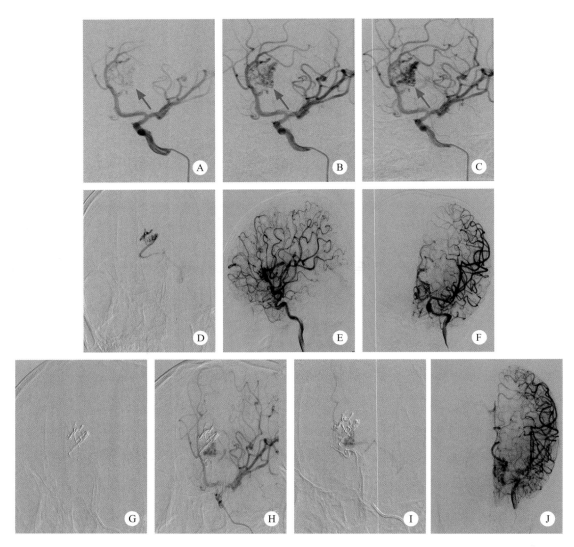

图3-12-8　左侧额顶叶动静脉畸形介入栓塞术中DSA影像

A～C.微导管超选择造影（A.动脉早期，B.动脉中期，C.动脉晚期）后确定工作角度（LAO 34°，CAUN 27°）；D.微导丝带微导管超选择到达左侧大脑前动脉A3段供应畸形血管团分支内，造影确认该微导管头端位置良好，位于畸形团上部；E、F.经微导管注入EVAL非黏附性液体栓塞剂后侧位（E）和正位（F）造影见畸形团上部已栓塞完全；G.不减影图像显示第一次注射EVAL液体栓塞剂最终聚合形成的胶栓铸型；H.调整微导管超选择入A2中段供应畸形血管团中下部的分支内；I.第二次经微导管注入EVAL非黏附性液体栓塞剂弥散至畸形血管团内，畸形团下部栓塞；J.造影见A2段仍有多发小分支向畸形团中部供血，但离深部引流静脉端较近，分支较细，反复超选择难以进入，残留约三分之一动静脉畸形，栓塞后见引流静脉通畅（红色箭头所示为畸形血管团）

5. 术后随访

手术结束即刻复查造影显示动静脉畸形绝大部分已栓塞，仅残留约三分之一动静脉畸形，栓塞后见正常血管显影良好，正常静脉回流通畅。术后患者清醒，生命体征平稳，四肢肌力、肌张力正常。术后第3天复查头颅CT，中线及左侧侧脑室前角区见高密度栓塞剂影伴伪影，为栓塞术后改变，原侧脑室积血完全吸收消失，脑实质未见明显异常密度影（图3-12-9）。

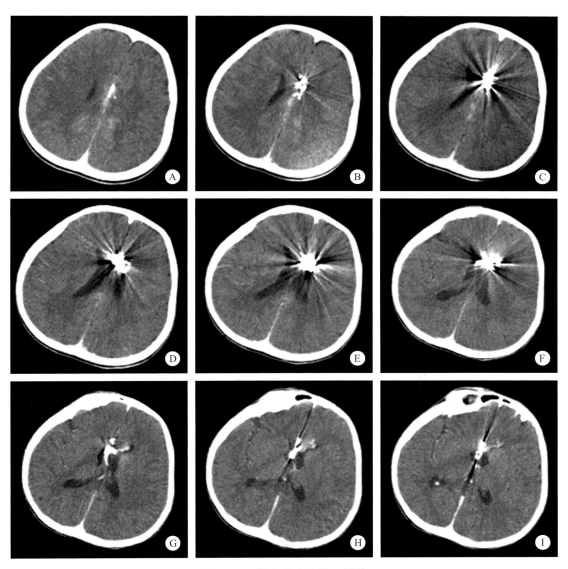

图3-12-9　栓塞术后头颅CT影像

A～I.患者动静脉畸形介入胶栓后第3天行头颅CT平扫检查，中线及左侧侧脑室前角区见高密度栓塞剂影伴伪影，为栓塞术后改变，原侧脑室积血完全吸收消失，脑实质未见明显异常密度影

病例3   左侧颞叶动静脉畸形栓塞术后复发

1.临床表现

患者女性，24岁，因"反复头痛2年"就诊。患者于2年前出现头痛，在当地医院诊断为"左侧颞叶脑出血"，行颅内血肿碎吸术，后到上级医院诊断为"左颞叶动静脉畸形"，行介入栓塞。半年前到上级医院复查DSA，提示左颞叶动静脉畸形复发，再次入院治疗。

查体：神志清，语言清楚，双侧瞳孔正常，眼球活动正常，双眼右侧视野同向偏盲，四肢肌力、肌张力正常，浅感觉正常，病理反射未引出。

2.影像学检查

患者初次起病头颅CT：左侧颞顶叶、基底核区出血，破入脑室系统（图3-12-10）。

初次起病DSA全脑血管造影：左颞叶动静脉畸形（图3-12-11）。

初次起病一年后头颅MRI：左侧颞叶软化灶形成并边缘胶质增生，左颞叶动静脉畸形（图3-12-12）。

初次起病后胶栓DSA：术后造影显示病灶基本正常，左侧颞叶前部有一长条形胶栓铸型（图3-12-13）。

本次入院头颅CT：左侧颞叶栓塞术后改变（图3-12-14）。

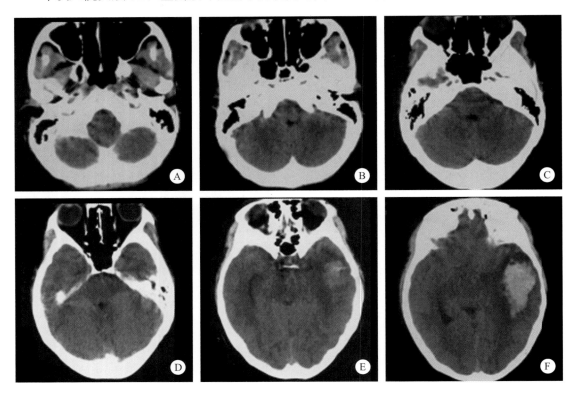

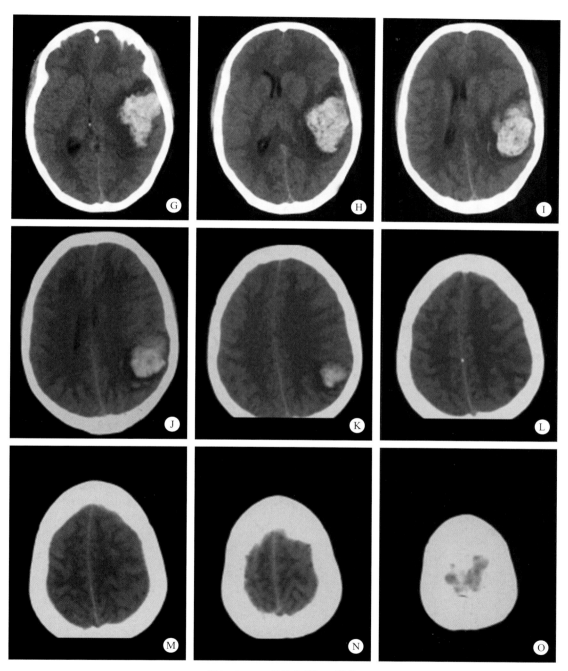

图3-12-10 术前头颅CT影像

A～O.患者初次起病2016年1月头颅CT平扫显示左侧颞顶叶、基底核区出血，破入脑室系统，血肿大小约4.9cm×3.2cm×4.5cm，周围见低密度水肿带，左侧侧脑室稍受压，中线结构稍向右偏移

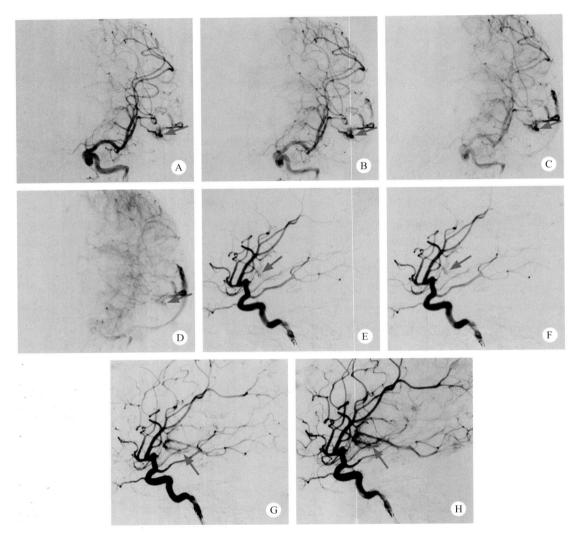

图3-12-11 术前DSA全脑血管造影

A~H.初次起病2016年1月DSA全脑血管造影检查，左侧颈内动脉正位（A.动脉早期，B.动脉中期，C.动脉晚期，D.动静脉期）、侧位（E.动脉早期，F.动脉中期，G.动脉晚期，H.动静脉期）造影，见左侧颞叶前部一小畸形团，由左侧大脑中动脉M2段下干颞前动脉一分支向畸形团供血，通过一增粗皮质静脉向乙状窦引流，提示左颞叶动静脉畸形（箭头所示为畸形血管团）

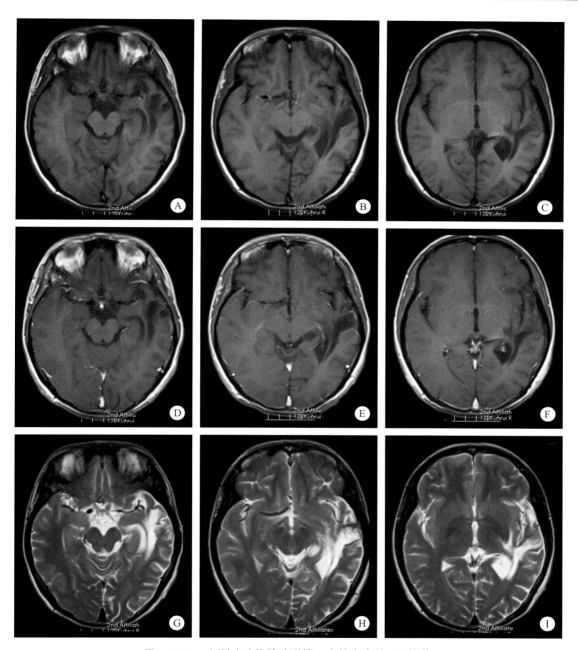

图3-12-12　左颞叶动静脉畸形第一次栓塞术前MRI影像

A~I.初次起病后一年，于2017年2月行颅脑MRI检查，T₁加权成像（A~C）、T₂加权成像（D~F）和增强扫描（G~I）见左侧颞叶内长条片状长T₁、长T₂病灶，边缘信号强度增高，提示左侧颞叶软化灶形成并边缘胶质增生；颞叶病灶上外侧分可见一类圆形畸形血管团呈散在点状血管流空低信号灶，增强后可见均匀强化颞叶病灶内增粗、迂曲的引流静脉流空低信号影

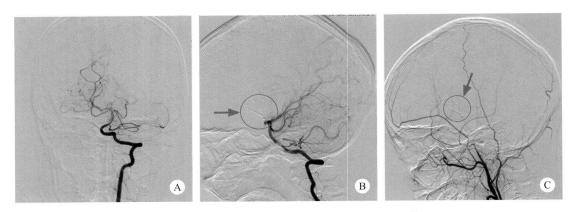

图3-12-13 左颞叶动静脉畸形第一次胶栓DSA影像

A～C.于2017年2月行左颞叶动静脉畸形介入栓塞术，术后造影显示病灶基本栓塞。左椎动脉正位（A）、侧位（B）和颈外动脉侧位（C）DSA造影片上可见左侧颞叶前部有一长条形胶栓铸型，提示原病灶所在位置（红色圈和箭头所示为高密度长条胶栓铸型影）

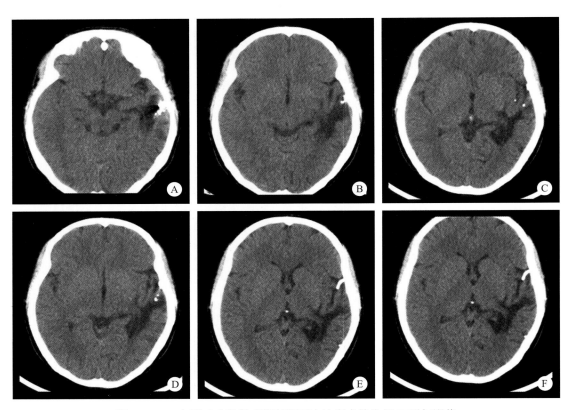

图3-12-14 左颞叶动静脉畸形复发再次栓塞术前头颅CT平扫影像

A～F.双侧大脑半球对称，中线结构居中，左侧颞叶条片状低密度影，其内见点、条状高密度影，提示脑出血吸收期、动静脉畸形栓塞术后改变

　　本次DSA全脑血管造影：左侧大脑前动脉A1段纤细，右侧大脑前动脉经前交通动脉向此区域代偿供血，左侧颞叶前部有一小畸形团，由大脑中动脉M2段下干颞前动脉一分支向畸形团供血，通过一增粗皮质静脉向乙状窦引流，提示左颞叶动静脉畸形复发。

3. 诊断

（1）左颞叶动静脉畸形栓塞术后复发。

（2）左颞叶脑出血恢复期。

4. 治疗

Onyx胶介入栓塞术（图3-12-15～图3-12-17）。

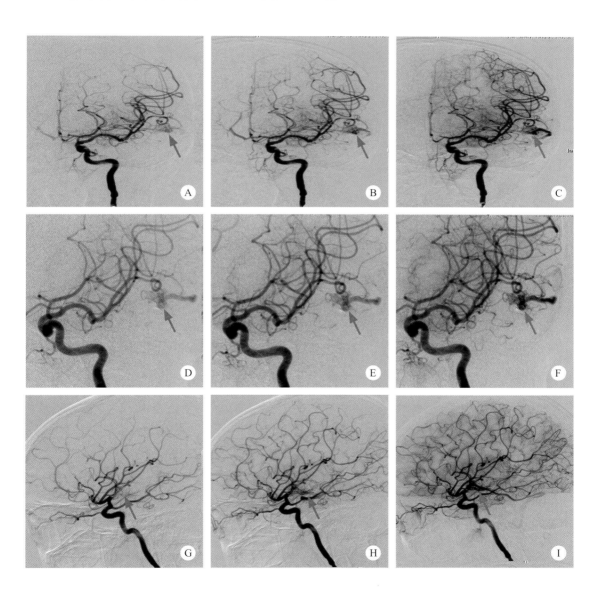

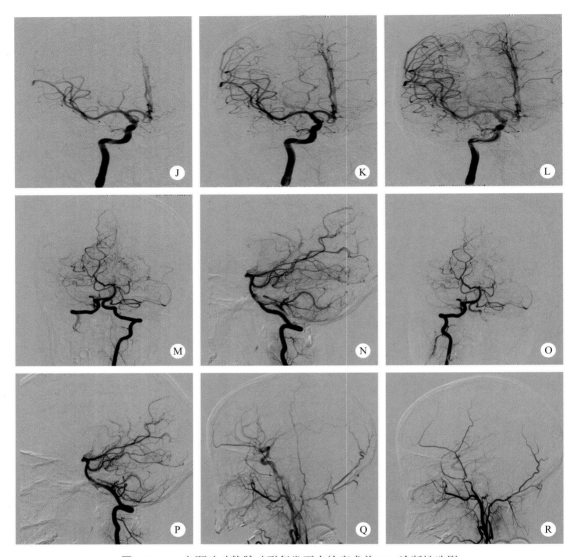

图3-12-15　左颞叶动静脉畸形复发再次栓塞术前DSA诊断性造影

介入栓塞治疗术前DSA诊断性造影检查明确左颞叶动静脉畸形栓塞术后复发。A～I.左侧颈内动脉正位（A.动脉早期，B.动脉中期，C.动静脉期）、斜位（D.动脉早期，E.动脉中期，F.动静脉期）、侧位（G.动脉早期，H.动脉中期，I.动静脉期）造影，见左大脑中动脉有2支供应颞叶畸形血管团，通过粗大皮质静脉向左侧横窦引流，局部可见原栓塞剂影；J～L.右侧颈内动脉正位（J.动脉早期，K.动脉中期，L.动静脉期）造影，显示前交通动脉开放，右侧颈内动脉及大脑前中动脉未参与动静脉畸形供血；M～R.左侧椎动脉正位（M）、侧位（N）和右侧椎动脉正位（O）、侧位（P）及右侧颈外动脉侧位（Q）、左侧颈外动脉侧位（R）造影，显示双侧颈外动脉、椎动脉、基底动脉、大脑后动脉其各分支血管走行正常，未参与动静脉畸形供血（箭头所示为复发动静脉畸形血管团）

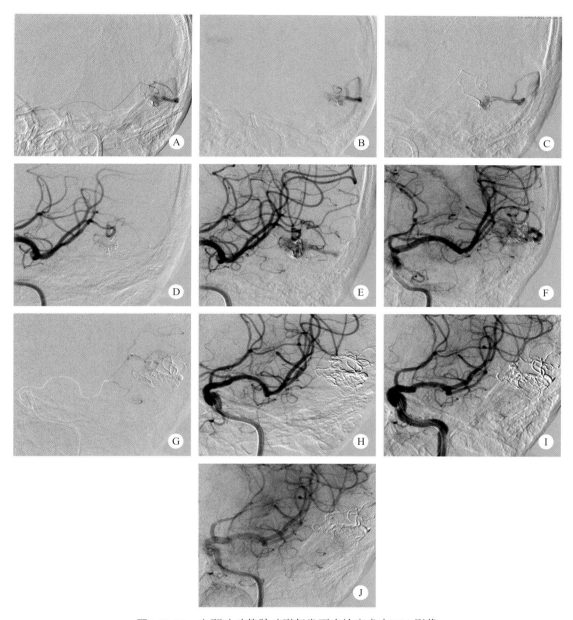

图3-12-16　左颞叶动静脉畸形复发再次栓塞术中DSA影像

A、B.微导管超选择到达左侧大脑中动脉供应畸形血管团一分支内；C、D.造影确认该微导管头端位置良好后，经微导管第一次注入Onyx18液态栓塞剂弥散至畸形团内；E、F.造影（左侧颈内动脉正位，E.动脉中期，F.动静脉期）见畸形血管团部分栓塞不显影，仍有残留；G、H.调整微导管超选择到达左侧大脑中动脉供应畸形团的另一分支内，第二次注入Onyx18液态栓塞剂弥散至畸形团内；I、J.造影（左侧颈内动脉正位，I.动脉中期，J.动静脉期）见畸形血管团已达完全栓塞

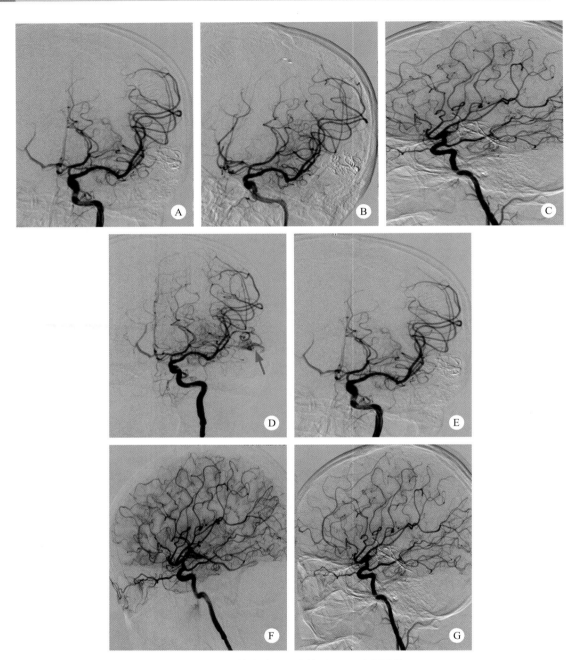

图3-12-17 栓塞术后即刻复查DSA造影影像

A～C.填塞完毕术后即刻造影，左侧颈内动脉正位（A）、左前斜位（B）及侧位（C）多角度观察证实，畸形血管团已基本栓塞，不显影，达到影像学上的治愈，其余正常血管显影良好，静脉回流通畅；D～G.于左侧颈内动脉正位（D.术前，E.术后）、侧位（F.术前，G.术后）上对比观察左颞叶动静脉畸形复发再次栓塞术前、术后DSA影像，更清晰显示病灶及其胶栓后形态（箭头所示为术前造影所见畸形血管团）

5. 术后随访

手术结束即刻复查造影显示畸形血管及引流静脉均未显影，正常血管分支保留良好。术后患者清醒，生命体征平稳，四肢肌力、肌张力正常，双眼右侧视野同向偏盲较术前未加重。术后12h复查头颅CT平扫呈栓塞术后改变，未见明显脑梗死或蛛网膜下腔出血(图3-12-18)。术后第4天复查头颅MRV，提示左侧颞叶、额叶新鲜梗死灶；左侧颞叶少许出

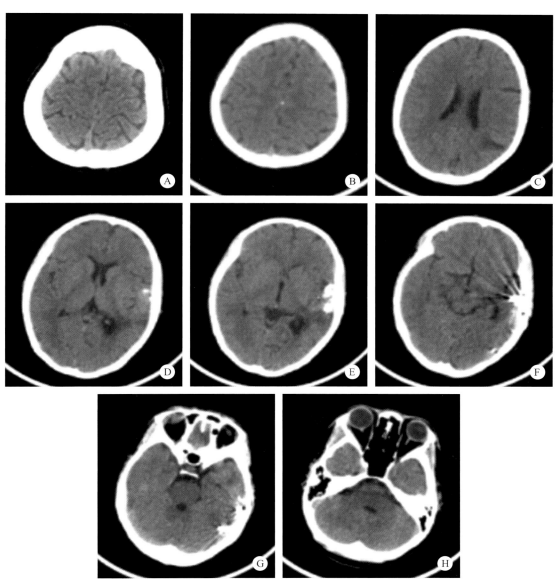

图3-12-18　再次栓塞术后复查头颅CT影像

A～H.患者第二次介入胶栓后12h行头颅CT平扫检查，提示左侧颞叶内点片状高密度伪影，为栓塞术后改变，未见明显脑梗死或蛛网膜下腔出血征象

血；蛛网膜下腔出血；左侧颞顶叶软化灶形成并边缘陈旧性出血；颅内静脉血管成像未见明异常（图3-12-19）。

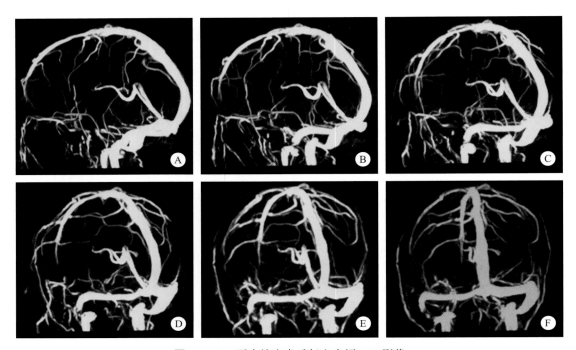

图3-12-19 再次栓塞术后复查头颅MRV影像

A～F.患者第二次介入胶栓后第4天行磁共振静脉血管成像（MRV）检查，显示颅内静脉通畅，未见明异常

第十三章　动静脉瘘

动静脉瘘（arteriovenous fistula）是指动脉和静脉之间存在异常通道，由于动脉的血液未经正常孔道流入伴行的静脉，造成瘘的局部血管、周围循环和全身血液系统的血流动力学变化。动静脉瘘可先天存在或后天因外伤所致。先天主要是发育演变过程中动静脉之间存在残留的异常通道；后天主要由外伤引起，包括贯通伤、挤压伤等（如各种穿刺伤、枪伤、钢铁和玻璃碎片飞击伤等）。受伤局部形成血肿，血肿机化后形成动静脉瘘的囊壁。通常表现为瘘区有杂音和震颤、脉率加快、心脏扩大和心力衰竭、局部升温、静脉功能不全、肢体远端缺血。一般采用彩色多普勒超声、动脉造影、CTA或MRA、心脏排血量测定、静脉血氧测定、静脉压测定等方法来检查。动静脉瘘的诊断一般并无困难。先天性动静脉瘘多在幼儿时可以发现肢体肿胀、颜色改变。后天性动静脉瘘多发生在外伤后，患者可有搏动性肿块，而且局部有嗡嗡声。一侧肢体肿胀，静脉曲张和静脉瓣膜功能不全，肢体局部皮温比对侧高，受伤部位有瘢痕、杂音和震颤时，应考虑到动静脉瘘的诊断。急性和慢性动静脉瘘通常采用手术治疗，包括动静脉瘘结扎闭合术、动静脉瘘切除、瘘旷置动脉人造血管移植术、动脉内栓塞。

病例1　左侧额叶动静脉瘘介入栓塞术中并发血栓形成

1. 临床表现

患者男性，22岁，因"右侧肢体活动不灵便2个月余"就诊。头颅CT提示脑出血，经积极治疗（具体不详），病情平稳后仍遗有右侧肢体活动不灵便，再次入院以进一步治疗。既往无特殊病史。

查体：合作，神志清，语言清晰，双侧瞳孔等大等圆，直径约3mm，对光反射灵敏，左侧上下肢及右侧下肢肌力5级，右侧上肢肌力远端4级，无法做精细动作，双侧病理反射未引出。

2. 影像学检查

头颅CT：左侧基底核区及颞顶叶脑实质内出血（图3-13-1和图3-13-2）。

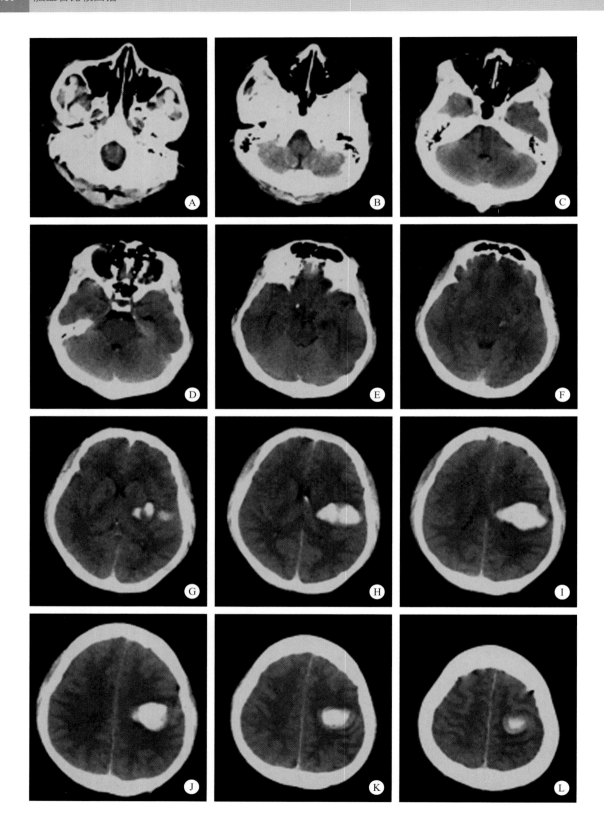

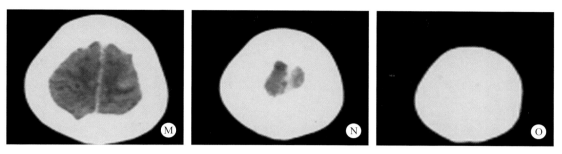

图3-13-1　首次起病时头颅CT影像

A~O.患者首次发病后行头颅CT平扫见左侧基底核区及颞顶叶高密度团块影，周围见低密度水肿带，中线结构稍受压向右侧偏移，考虑脑实质内出血

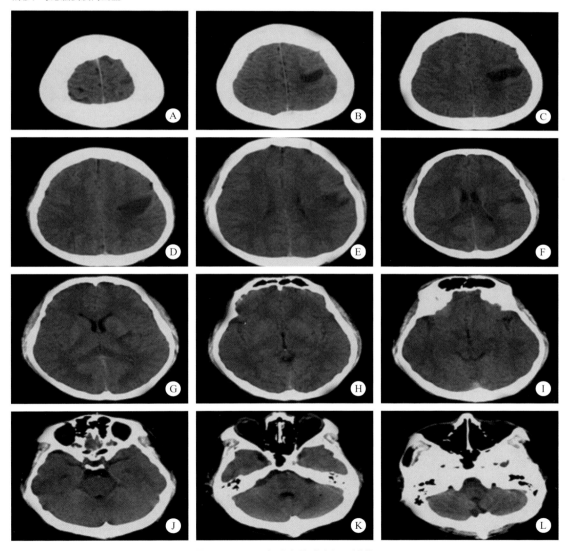

图3-13-2　入院后术前头颅CT影像

A~L.患者起病2个月后入院行头颅CT平扫，显示中线结构居中，左侧基底核区及颞顶叶条状低密度软化灶，考虑脑出血慢性期

3. 诊断

（1）左额叶动静脉瘘。
（2）左顶叶出血。

4. 治疗

　　颅内动静脉瘘EVAL胶介入栓塞术＋脑动脉内导管溶栓术。左额叶动静脉瘘采用EVAL
胶介入栓塞治疗策略，但术中并发血栓形成，遂予微导管内在血栓附近行尿激酶及替罗非
班稀释后反复少量注射进行血管内溶栓处理，溶栓后血管管腔恢复通畅（图3-13-3）。

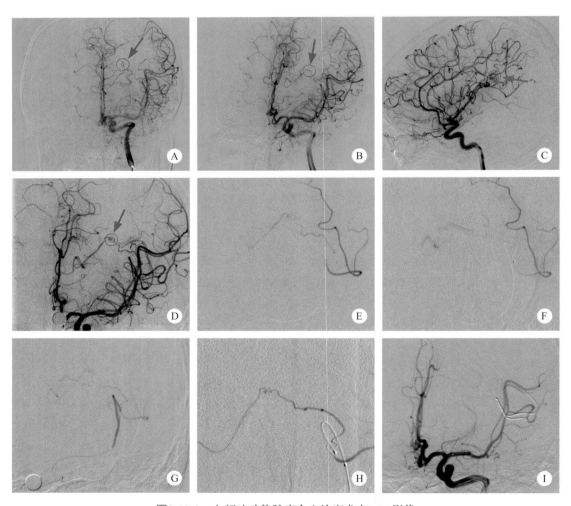

图3-13-3　左额叶动静脉瘘介入栓塞术中DSA影像

A～C.介入栓塞治疗术中左侧颈内动脉正位（A）、斜位（B）和侧位（C）DSA造影见左侧大脑前动脉A5段分支与左侧大脑
中动脉软膜支异常吻合，考虑为左额叶动静脉瘘；D.微导管超选择造影明确左侧大脑中动脉M1段上干两细小分支供血动静脉
瘘，瘘口位于额叶区域，经穿支静脉向前纵裂静脉皮质静脉引流；E～G.微导管反复超选择寻找瘘口位置供血动脉分支；H.找
好工作角度，将微导管搭在供血动脉开口处造影明确为供血动脉后，经微导管注入EVAL非黏附性液体栓塞剂；I.栓塞后即刻
左侧颈内动脉正位造影见分支供血动脉未显影，瘘口病灶消失（箭头和圆圈所示为瘘口病灶）

5.术后随访

手术结束即刻复查造影病灶未显影，瘘口消失，M1段上干恢复通畅，血栓消失。麻醉复苏后患者自主呼吸恢复，带气管插管送SICU密切监护治疗。术后第1天复查头颅CT，提示左侧基底核区及颞顶叶条状稍低密度软化灶内见多发条状、点状致密影及伪影，为栓塞术后改变（图3-13-4）。

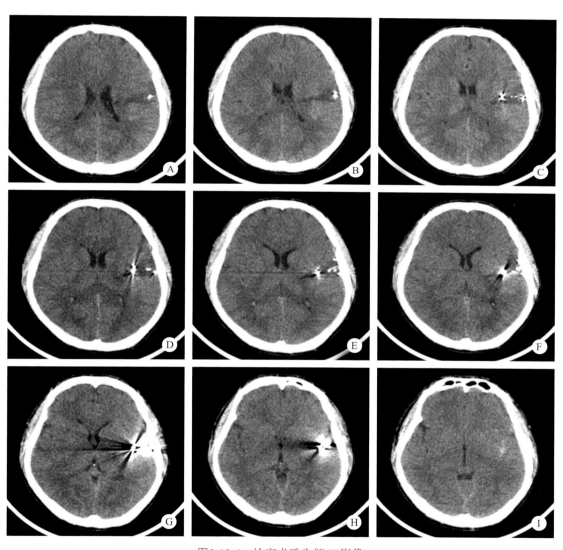

图3-13-4　栓塞术后头颅CT影像

A～I.患者动静脉畸形介入胶栓术后第1天复查头颅CT平扫，左侧基底核区及颞顶叶条状稍低密度软化灶内见多发条状、点状致密影及伪影，为栓塞术后改变

病例 2 左侧顶叶脑动静脉畸形并动静脉瘘

1. 临床表现

患者男性，39岁，因"突发头痛1天"就诊。患者头痛以右侧颞顶部明显，为持续性胀痛，伴恶心、呕吐，呕出胃内容物数次，呕吐后头痛症状稍缓解，无意识丧失及四肢抽搐。头颅MRI提示左侧顶叶畸形血管团。既往（2004年）曾行颅内血肿钻孔引流术。

查体：格拉斯哥昏迷评分15分，神志清，语言清晰，对答切题，右侧瞳孔不规则，对光反射消失，全盲，左侧瞳孔对光反射灵敏，四肢肌力、肌张力正常，生理反射存在，病理反射未引出，脑膜刺激征阴性。

2. 影像学检查

头颅CT平扫：左侧顶叶小片状稍高密度影，增强扫描后明显强化（图3-13-5）。

头颅MRI检查：左侧顶叶畸形血管团，考虑AVM（图3-13-6）。

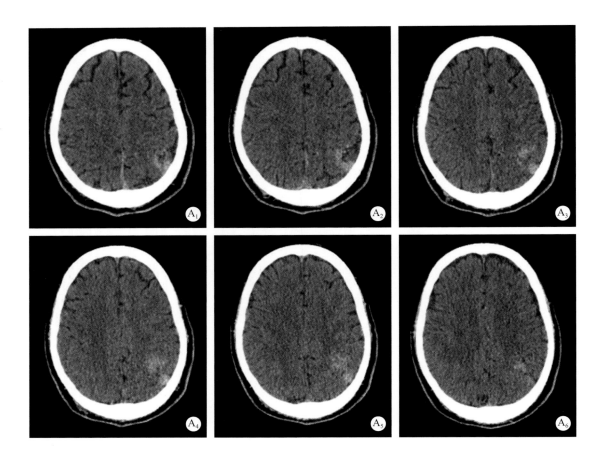

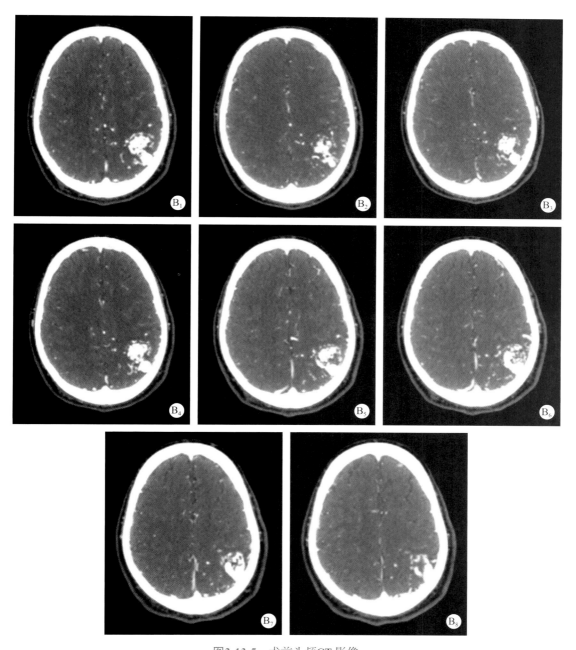

图3-13-5　术前头颅CT影像

$A_1 \sim A_6$.头颅CT平扫显示左侧顶叶小片状稍高密度影，其内混杂低信号影；$B_1 \sim B_8$.增强扫描见病灶明显强化

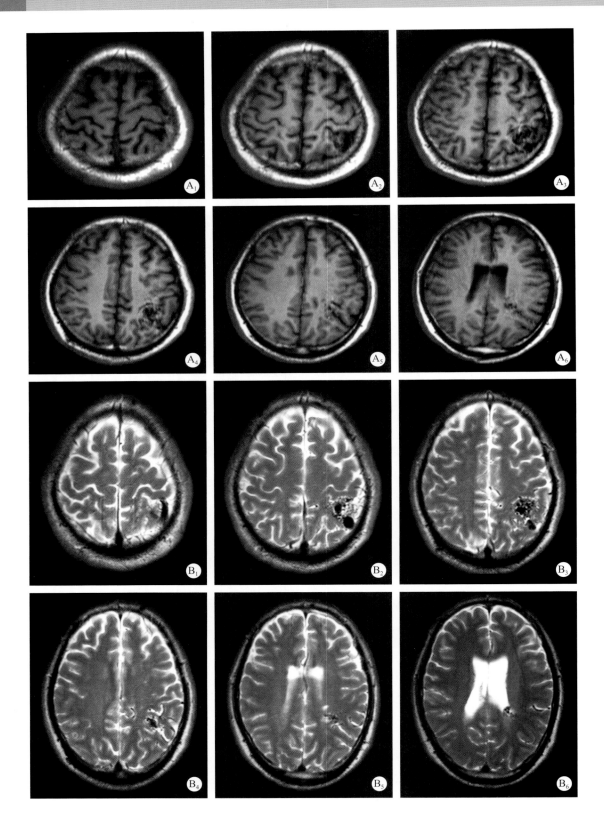

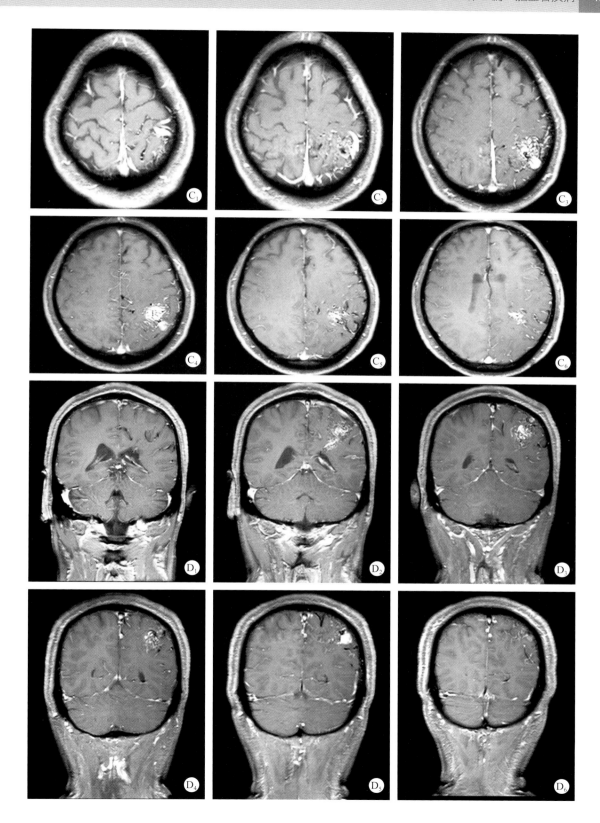

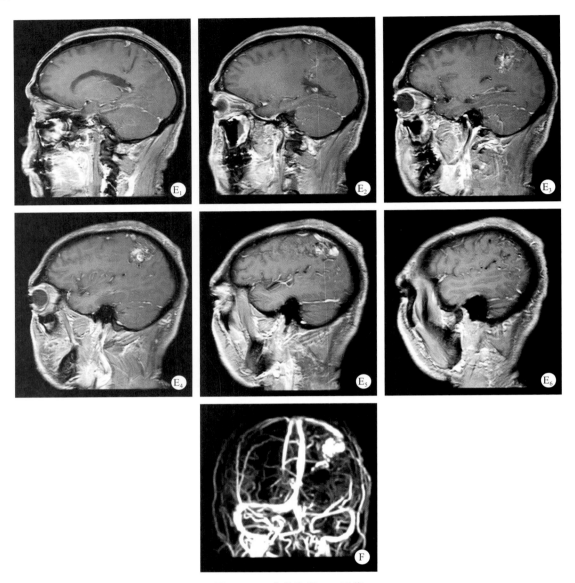

图3-13-6　术前头颅MRI影像

T_1加权成像（$A_1 \sim A_6$）、T_2加权成像（$B_1 \sim B_6$）：左侧顶叶可见团块状长T_1、短T_2信号影，病灶边界尚清，大小约2.79cm×2.20cm×2.11cm，周边可见胶质增生信号，并可见迂曲走行的增粗引流静脉血管流空影；轴位增强扫描（$C_1 \sim C_6$）、冠状位增强扫描（$D_1 \sim D_6$）、矢状位增强扫描（$E_1 \sim E_6$）：增强后病灶呈明显强化；颅内静脉血管成像（F）：左顶叶见团状增粗、迂曲血管影与一支增粗引流静脉相连，静脉回流入上矢状窦

3. 诊断

左侧顶叶脑动静脉畸形并动静脉瘘。

4. 治疗

EVAL胶介入栓塞术（图3-13-7和图3-13-8）。

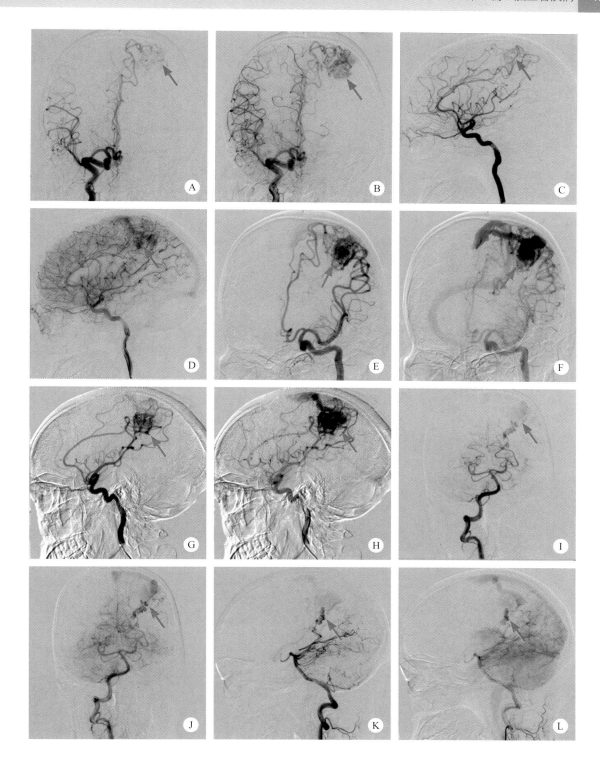

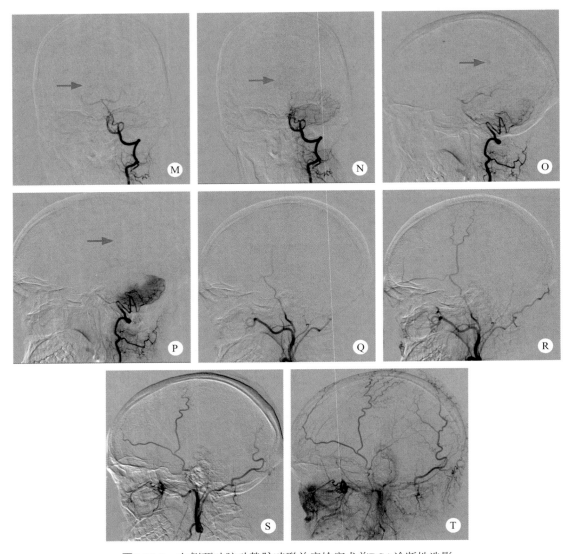

图3-13-7　左侧顶叶脑动静脉畸形并瘘栓塞术前DSA诊断性造影

介入栓塞治疗术前DSA诊断性造影检查明确左顶叶动静脉畸形并动静脉瘘。A～D.右侧颈内动脉正位（A.动脉早期，B.动静脉期）、侧位（C.动脉早期，D.动静脉期）造影见左顶叶有一畸形血管团，大小约3cm×4cm×3cm，主要通过皮质静脉向矢状窦引流，大脑后动脉分支供应部分呈串珠样改变，静脉显影早，考虑合并动静脉瘘，前交通动脉开放，通过左侧大脑前动脉远端数分支供血左顶叶畸形血管团；E～H.左侧颈内动脉斜位（E.动脉早期，F.动静脉期）、侧位（G.动脉早期，H.动静脉期）造影显示左侧大脑中动脉顶后支和角回支增粗，向左顶叶畸形血管团供血；I～P.右侧椎动脉正位（I.动脉早期，J.动静脉期）、侧位（K.动脉早期，L.动静脉期）造影及左侧椎动脉正位（M.动脉早期，N.动静脉期）、侧位（O.动脉早期，P.动静脉期）造影显示左侧大脑后动脉分支亦参与左顶叶畸形血管团供血；Q～T.右侧颈外动脉侧位（Q.动脉早期，R.动静脉期）和左侧颈外动脉侧位（S.动脉早期，T.动静脉期）造影其各分支血管走行正常，未参与畸形血管团供血（图A～P中箭头所示为畸形血管团及瘘口）

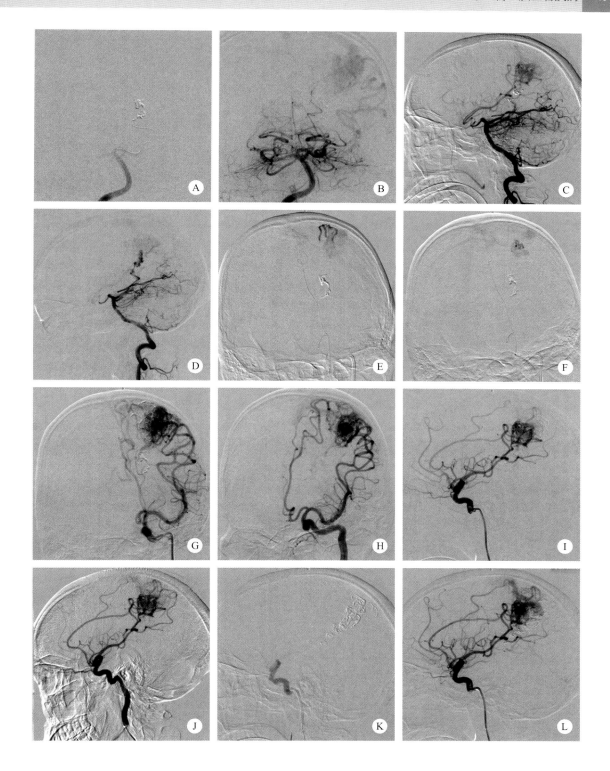

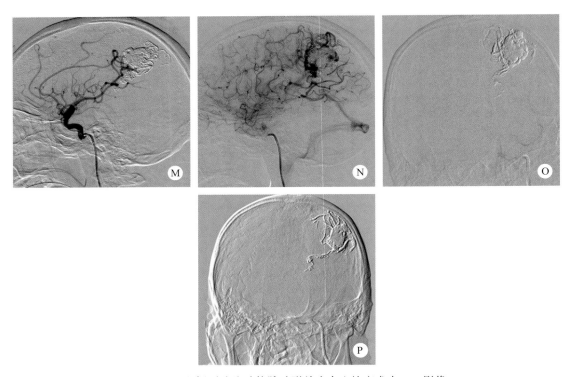

图3-13-8　左侧顶叶脑动静脉畸形并瘘介入栓塞术中DSA影像

A、B.微导管头端超选择达到左侧大脑后动脉供应动静脉瘘的分支内，注入EVAL非黏附性液体栓塞剂至瘘口及邻近供血动脉引流静脉段（A），造影见该瘘口已栓塞完全（B）；C、D.第一次注胶后侧位造影栓塞后（C）与栓塞前（D）对比，更清楚显示动静脉瘘获得影像学上治愈；E、F.调整微导管头端超选择进入左侧大脑前动脉供应畸形血管团上部的分支内；G、H.注入EVAL非黏附性液体栓塞剂至畸形团内弥散良好（G），与栓塞前影像（H）进行对比；I、J.第二次注胶后侧位造影栓塞后（I）与栓塞前（J）对比，更清楚显示前两次胶栓范围及残留动静脉畸形病灶；K、L.再次调整微导管头端超选择进入左侧大脑前动脉供应畸形血管团中下部的胼周动脉分支内，第三次注入EVAL非黏附性液体栓塞剂弥散至畸形团内（K），造影显示动静脉畸形仍有残留（L）；M、N.经胼周动脉微导管内第四次注射EVAL非黏附性液体栓塞剂进一步向畸形团内弥散（M），之后造影（N）显示动静脉畸形病灶仅有少部分残留；O、P.四次注胶后即刻正位（O）和斜位（P）造影不减影图像可清晰展示EVAL液体栓塞剂最终聚合形成的胶栓铸型

5.术后随访

手术结束即刻复查造影，显示畸形团已基本栓塞，其余正常血管显影良好，正常静脉回流通畅。

第十四章 外伤性颈内动脉海绵窦瘘

外伤性颈内动脉海绵窦瘘（traumatic carotid cavernous fistula，tCCF）多见于外伤，75%以上的颈内动脉海绵窦瘘为外伤所致，以颅底骨折多见，在颅脑损伤中的发生率约为2.5%。由于颈内动脉海绵窦段被其出入口处的硬脑膜牢牢固定，故当骨折线横过颅中窝或穿行至鞍旁时，即可撕破该段动脉或其分支；有时亦可因骨折碎片、穿透伤或飞射物直接损伤而造成。外伤致动脉破裂直接与静脉交通，形成动静脉瘘，因此海绵窦内的颈内动脉或其分支破裂常见，受损的动脉当即破裂或延迟破裂，急性者立刻出现，迟发者数天到数周不等，常经无症状间歇期而后发病，故伤后至动静脉瘘症状出现的时间不一。

外伤性颈内动脉海绵窦瘘根据病史、体征一般不难作出诊断，CT（CTA）、MRI（MRA）与超声均可作为辅助检查手段，但诊断的金标准是DSA血管造影，通过造影可以了解病变的部位，供血动脉，瘘口部位、大小，有无经海绵前后间窦使对侧海绵窦显影，盗血与静脉回流情况，并通过对侧颈内动脉与椎动脉造影了解颅内侧支循环情况。

外伤性颈内动脉海绵窦瘘自愈概率不大，仅为5%～10%，偶尔可通过压迫患侧颈动脉试验（Mata's test）减少瘘口血流促其愈合而获成功。绝大多数须采用手术治疗，目的在于恢复海绵窦的正常生理状态，解除所属静脉系统的压力，使突出的眼球得以恢复，挽救视力，消除杂音，防止脑缺血。外伤性颈内动脉海绵窦瘘以血管内介入治疗最为可靠，其中可脱性球囊瘘口栓塞是首选治疗方法。

病例　右侧外伤性颈动脉海绵窦瘘

1. 临床表现

患者男性，41岁，因"右耳持续性耳鸣伴右眼胀痛2年余"入院。患者2年余前摔倒后出现右耳耳鸣，耳鸣随心脏搏动出现，持续性存在，伴右眼睑肿胀、上睑下垂、口角歪斜。头颅CT提示少量蛛网膜下腔出血，右侧眼眶内侧壁骨折，右侧筛窦积液征象；头颅MRI提示右侧颈动脉海绵窦瘘可能性大，双侧额叶白质区少许缺血灶。既往有外伤史，2年余前摔倒后致眶部骨折。

查体：格拉斯哥昏迷评分15分，双侧瞳孔等大等圆，直径约3mm，对光反射灵敏，无面、舌瘫，四肢肌力、肌张力正常，双侧病理反射未引出，颈部无抵抗，脑膜刺激征阴性，于右侧颞部、额部可闻及连续的吹风样血管杂音，与脉搏一致增强，压迫同侧颈总动脉可使杂音减弱。

2. 影像学检查

头颅MRI：考虑右侧颈动脉海绵窦瘘可能性大；双侧额叶白质区少许缺血灶。

3. 诊断

右侧外伤性颈动脉海绵窦瘘。

4. 治疗

外伤性右侧颈内动脉海绵窦瘘球囊填塞＋弹簧圈栓塞、右侧颈内动脉闭塞、右侧后交通动脉闭塞术（图3-14-1和图3-14-2）。

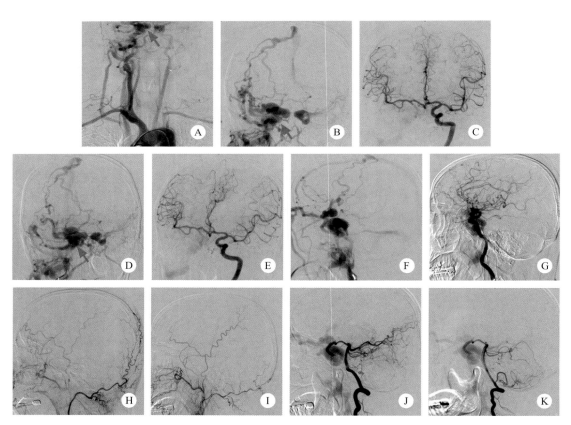

图3-14-1　外伤性右侧颈内动脉海绵窦瘘栓塞术前DSA诊断性造影

介入栓塞治疗术前DSA诊断性造影检查明确外伤性右侧颈内动脉海绵窦瘘。A.主动脉弓上造影显示右侧颈内动脉海绵窦段动静脉瘘。B～G.右侧颈内动脉正位（B）、斜位（D）和侧位（F）造影见右侧颈内动脉海绵窦段有一大小约8.6mm×15.8mm×9.7mm的瘘，呈多瘘口，主要经眼静脉、岩下窦及皮质静脉引流；左侧颈内动脉正位（C）、斜位（E）和侧位（G）造影见前交通动脉开放、显影良好，通过其向右侧大脑前动脉、大脑中动脉供血区域代偿供血，并向右侧颈内动脉海绵窦段盗血。H、I.右侧颈外动脉（H）和左侧颈外动脉（I）造影显示其各分支血管走行正常，未参与瘘供血。J、K.右侧椎动脉（J）造影见大脑后动脉经右侧后交通动脉向右侧颈内动脉海绵窦段瘘口供血，左侧椎动脉（K）造影显示左侧椎动脉、基底动脉造影其各分支血管走行正常，未参与瘘供血（图A、B、D中箭头所示为瘘口病灶）

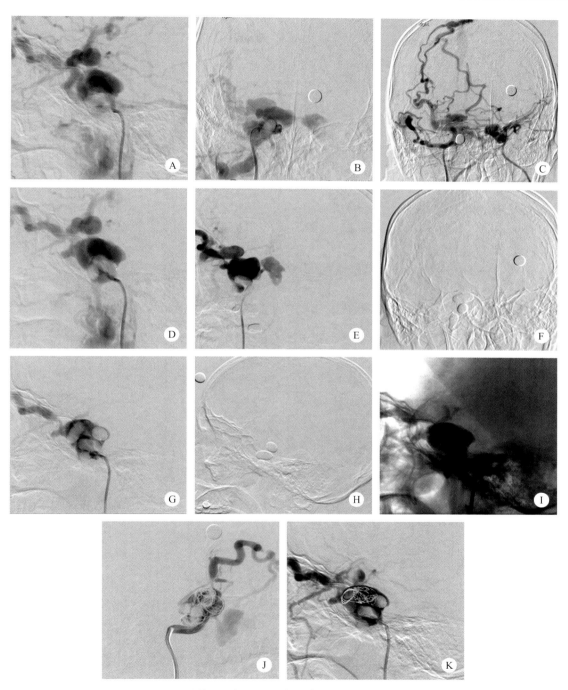

图3-14-2　外伤性右侧颈内动脉海绵窦瘘栓塞术中DSA影像

A～C.置入第一枚栓塞球囊的过程，反复塑形后将微导管头端送入右侧颈内动脉海绵窦段瘘口内，在内撑导丝引导下将球囊随漂浮力送入海绵窦瘘口内，反复调整后将球囊留置于岩下窦引流口处并加压充盈（A.侧位，B.正位）；置入后造影（C）观察瘘口封堵情况。D～H.再以同样方式依次填入另外3个球囊分别留置于海绵间窦及眼静脉引流口处，第2枚球囊置入（D）及置入后造影（E），第3枚球囊置入后不减影图像（F），第4枚球囊置入后侧位造影（G）及不减影图像（H）显示球囊位置和形态。I～K.造影示海绵窦瘘仍有显影，决定使用微弹簧圈继续填塞封闭瘘口，将微导管头端送达右侧颈内动脉海绵窦段瘘口内（I），填入微弹簧圈（J、K）至瘘口处闭塞、未再显影

5. 术后随访

手术结束即刻复查造影，不见海绵窦充盈而颈动脉显影良好。术后患者清醒，生命体征平稳，听诊提示颅内血管杂音消失。术后第2天患者耳鸣完全消失、右眼症状较前明显好转。术后头颅X线平片：可见右侧海绵窦区高密度不透光线状缠绕弹簧圈影及椭圆形充盈球囊影（图3-14-3）；术后当天复查头颅CT平扫：右侧蝶鞍高密度影伴伪影，为栓塞术后改变；颅后窝蛛网膜下腔内"Y"形铸型高密度影，考虑为少量造影剂外渗所致（图3-14-4）；复查头颅MRI：原右侧海绵窦区异常扩张血管团消失，代之以高信号栓塞材料影，原迂曲扩张右眼上静脉未见显影（图3-14-5）；术后3个月复查DSA全脑血管造影：前交通动脉开放、显影良好，未见左侧及右侧海绵窦显影，左侧颈内动脉通过前交通动脉向对侧代偿可，原右侧海绵窦瘘未见显影。

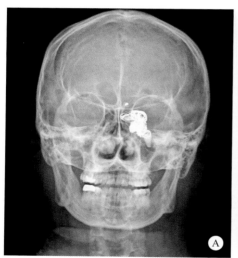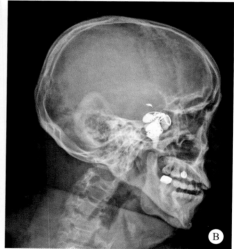

图3-14-3　栓塞术后头颅X线平片影像

A、B.患者颈内动脉海绵窦瘘介入栓塞术后即刻行头颅X线正位（A）和侧位（B）摄片检查，可见右侧海绵窦区内高密度不透光线状缠绕弹簧圈影及椭圆形充盈球囊影

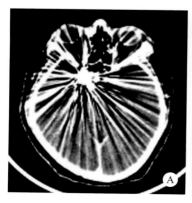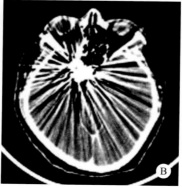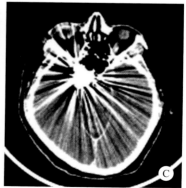

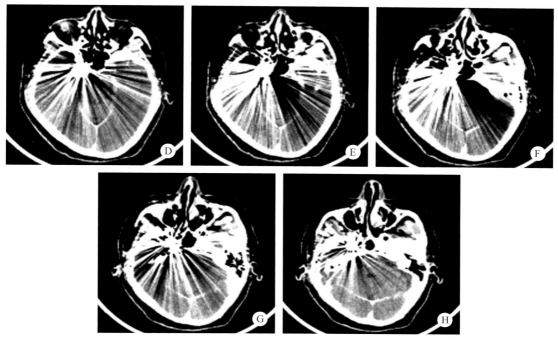

图3-14-4 术后头颅CT影像

A~H.患者术后当天行头颅CT平扫检查,提示右侧蝶鞍高密度影伴伪影,为栓塞术后改变;颅后窝蛛网膜下腔内"Y"形铸型高密度影,考虑为少量造影剂外渗所致

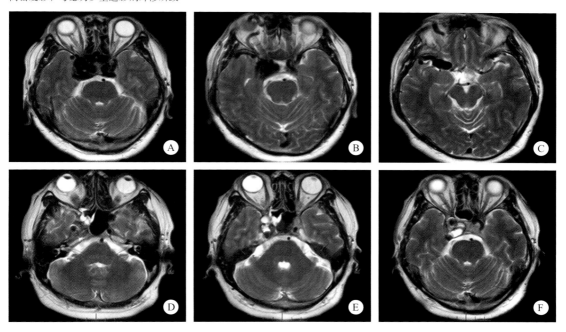

图3-14-5 手术前后头颅MRI影像对比

A~C.术前头颅MRI平扫,可见右侧海绵窦区异常扩张血管,右眼上静脉迂曲扩张,考虑右侧海绵窦硬脑膜动静脉瘘可能;
D~F.术后复查头颅MRI平扫,提示原右侧海绵窦区异常扩张血管团消失,代之以高信号栓塞材料影,原迂曲扩张右眼上静脉未见显影

第十五章　急性缺血性卒中

缺血性脑卒中（cerebral ischemic stroke，CIS）又称脑梗死，是指由于脑的供血动脉（颈动脉和椎动脉）狭窄或闭塞、脑供血不足导致的脑组织坏死的总称。其中急性缺血性卒中起病急，是由脑动脉突然闭塞导致的脑梗死，常伴随着神经元、星形胶质细胞、少突胶质细胞的损伤，是致死和致残最重要的中枢神经系统血管事件。急性缺血性脑卒中的发病率、致残率和病死率均较高，严重影响人类健康。临床表现为一侧或双侧运动、感觉损害，共济失调，失语，偏盲等。

急性缺血性卒中的主要诊断有头颅CT及MRI。发病初期头颅CT扫描的重要性在于排除脑出血，但在脑梗死的早期CT无异常发现，起病24～28h后梗死区才呈明显低密度改变，但可无占位效应。在疾病早期，MRI在发病后4h即可诊断；此外，脑血管检查包括数字减影血管造影（DSA）、CT或MRA可以显示脑内大动脉的病变部位和性质，是可考虑的方法。另外，经颅多普勒检查（TCD）是一种无创伤性检查脑血流动力学改变的方法，可根据血液的流速和方向，来判定脑血管有无狭窄和闭塞。

目前最有效的治疗是在急性期及早去除梗死或栓塞，可采用经静脉溶栓、动脉溶栓、动脉内取栓术。前沿研究主要为在梗死区移植外源性的干细胞替代治疗（可以不受时间窗的限制），以为脑梗死半暗带细胞提供营养，恢复正常的神经环路和建立恰当的神经传导机制。临床上应对发病初期的脑缺血患者给予积极的内科治疗，以阻止脑缺血的进一步发展并减轻脑损害。同时应根据患者不同病因、发病机制、临床类型、发病时间等情况确定治疗方案，注意个体化治疗。

病例　左侧颈内动脉眼动脉段以远急性闭塞

1. 临床表现

患者男性，58岁，因"突发右侧肢体活动不灵便4h"急诊入院。头颅MRA提示右侧颈内动脉闭塞，左侧颈内动脉中度狭窄。既往有高血压病史十余年；3年前患心肌梗死；曾患2次脑梗死，遗留右侧肢体肌力1级。

查体：BP 139/66mmHg，格拉斯哥昏迷评分8分，昏睡，双眼向左侧凝视，双侧瞳孔等大等圆，对光反射存在，左侧肢体有自主活动，右侧肢体针刺反应1级，病理反射未引出，NHISS评分21分。

2. 影像学检查

头颅CT：右额叶、左枕叶软化灶，老年性脑改变；未见明显新鲜梗死征象，未见明确出血征象（图3-15-1）。

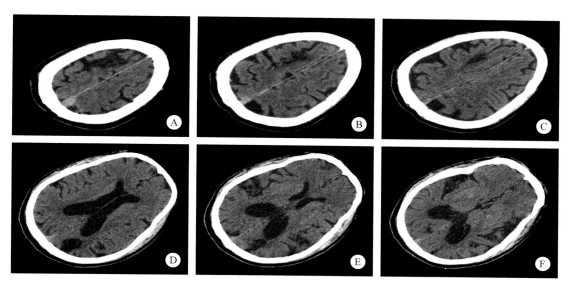

图3-15-1 术前头颅CT影像

A～F.患者起病4h入院急诊行头颅CT平扫，显示右侧额叶、左侧枕叶片状极低密度区为陈旧性脑梗死遗留的脑软化灶，其余脑实质内未见明显新鲜梗死征象，未见明确出血征象

3. 诊断

（1）左侧颈内动脉眼动脉段以远急性闭塞。

（2）右侧颈内动脉近端闭塞。

（3）新鲜脑梗死。

（4）右额叶、左枕叶陈旧性脑梗死。

（5）陈旧性心肌梗死。

（6）高血压3级，很高危。

4. 治疗

左侧颈内动脉急性闭塞采取血管内机械取栓术＋球囊扩张＋支架置入血管成形术；有3个月内脑卒中史，时间窗接近4.5h，排除禁忌后，取得家属知情同意，行急诊机械取栓术；血栓取出后仍见M1近端至颈内动脉末端重度狭窄，故选用球囊扩张狭窄管腔后，置入神经血管重塑装置支架（图3-15-2和图3-15-3）。虽有右侧颈内动脉近端闭塞，但造影见同侧颈外动脉向颅内代偿良好，故暂不手术处理，维持药物治疗并定期复查。

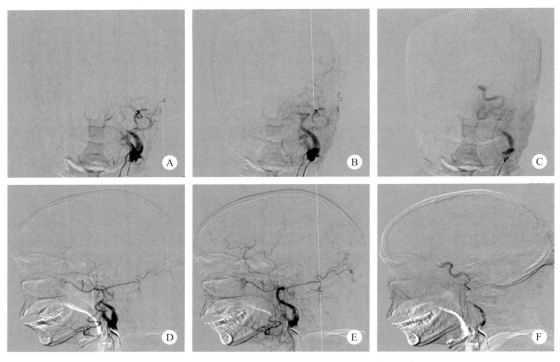

图3-15-2 机械取栓血管再通术前DSA造影评估影像

患者急性缺血性卒中血管内介入治疗术前DSA诊断性造影检查明确左侧颈内动脉眼动脉以远完全闭塞。A～F.左侧颈总动脉正位（A.动脉早期，B.动脉中期，C.动脉晚期）和侧位（D.动脉早期，E.动脉中期，F.动脉晚期）造影显示造影剂滞留明显，左颈内动脉的眼动脉段以远血管未见显影

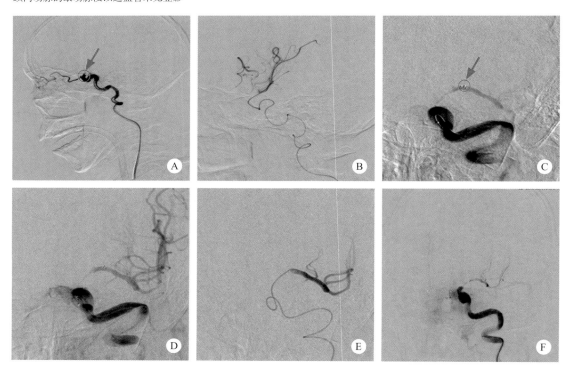

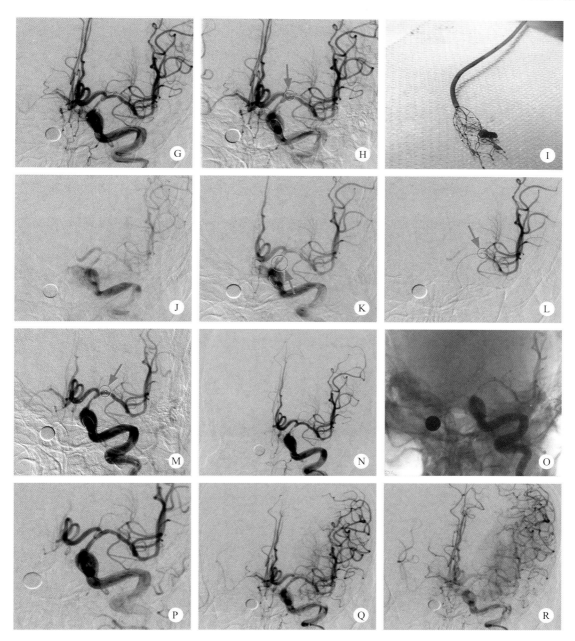

图3-15-3　机械取栓血管再通术中DSA影像

A、B.导引导管及微导管双导管造影检查显示闭塞血栓长度〔A.导引导管造影确定闭塞近端（红色圈和箭头所示为颈内动脉闭塞残端），B.微导管超选择造影显示闭塞远端血管显影〕；C～E.微导丝穿过闭塞血管，引导微导管跨过血栓段超选择入大脑中动脉M1远端，自微导管送入Solitaire FR支架后定位在闭塞段打开（C，红色圈和箭头所示为支架末端的标记点），5min后连同微导管一并拉出体外（E），同时自导引导管抽吸减少血栓移位；F.第一次血管内机械取栓后即刻造影显示M1远端及分叉显影良好，滞留不明显，但M1近端至颈内动脉末端仍有残留血栓；G、H.再次微导管超选择到位送入Solitaire FR支架，行第二次机械取栓，H中红色圈和箭头所示为支架远端不透光标记点；I.取出的血栓附着在Solitaire FR支架上；J.第二次取栓后即刻造影显示左侧颈内动脉闭塞段获得中度改善，血流通过仍不理想；K、L.将球囊定位于最狭窄处逐渐加压充盈以扩张血管，红色圈和箭头所示为球囊位置（K）和球囊导管上不透光标记点（L）；M.再次造影可见血管径有所恢复，但血管有回缩（红色圈和箭头所示为支架末端不透光标记点）；N.置入神经血管重塑装置跨过狭窄段，造影显示定位良好、稳定后解脱支架；O.不减影图像清晰展示支架位置及形态；P～R.最终造影证实血流已明显恢复，血管再通，并未见造影剂外渗（P.左侧颈内动脉早期，Q.动脉中期，R.动脉晚期显影）

5. 术后随访

手术结束即刻复查造影，显示动脉狭窄，管径明显改善，血流通畅，未见造影剂外渗，支架形态、位置良好。麻醉复苏后，患者生命体征平稳，双侧瞳孔等大等圆，带气管插管入内科重症监护病房（MICU）观察治疗。术后第2天患者嗜睡，双眼向左侧凝视较前改善，NHISS评分20分。术后1周患者清醒，可进食、无呛咳，中度构音不良，无双眼凝视，左侧肢体肌力恢复正常，右侧肢体肌力1级，NHISS评分15分。术后12h复查头颅CT平扫，显示右侧额叶、左侧枕叶软化灶，未发现新鲜脑梗死征象或术后并发出血征象，影像学表现较术前无明显变化（图3-15-4）。

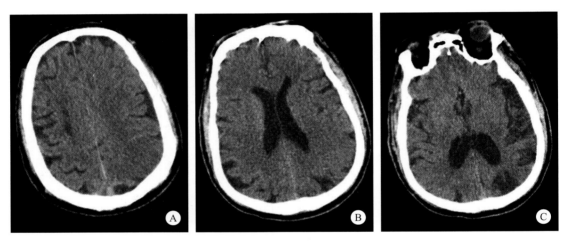

图3-15-4 术后12h复查头颅CT平扫影像

A～C.患者急诊机械取栓血管再通术后12h复查头颅CT平扫，显示右侧额叶、左侧枕叶软化灶，未发现新鲜脑梗死征象或术后并发出血征象，影像学表现较术前无明显变化

第十六章　动脉狭窄及闭塞

颅外颈动脉狭窄性疾病（extracranial carotid stenotic disease，ECSD）指可引起脑卒中和短暂性脑缺血发作的颈总动脉与颈内动脉狭窄和（或）闭塞的一类疾病。脑卒中是目前我国人群的主要致死原因之一。在总死亡中，城市占比为20%，农村为19%。25 ~ 74岁年龄组人群急性脑卒中事件的平均年龄标化发病率男性为270/10万，女性为161/10万；平均年龄标化死亡率男性为89/10万，女性为61/10万；平均年龄标化病死率男性为33%，女性为38%。在脑卒中患者中，缺血性病变和出血性病变的比例为4 : 1。其中颅外颈动脉狭窄与脑缺血性疾病特别是脑卒中有着十分密切的关系，约30%的缺血性脑卒中是由颅外段颈动脉狭窄病变引起的，症状性颈动脉狭窄＞70%的患者2年卒中发生率可以高达26%。引起颅外颈动脉狭窄的病因较多，但流行病学资料显示90%是由动脉粥样硬化所致；其余10%包括纤维肌性发育不良、动脉迂曲、外部压迫、创伤性闭塞、内膜分离、炎性血管病、放射性血管炎及淀粉样变性等。颅外段颈动脉硬化病变引起脑缺血症状主要通过下述两种机制引发脑损伤：① 狭窄造成远端脑组织血流低灌注损伤；②颅外动脉栓塞、斑块或血栓脱落形成栓子造成颅内动脉栓塞引发脑缺氧损伤。ECSD主要用超声诊断。部分患者颈动脉区可闻及血管性杂音。神经系统检查可有脑卒中的体征，偶可发现精神和智力异常。眼底检查可在眼底动脉分叉处见到微栓，多为胆固醇结晶。同时伴有锁骨下动脉或下肢动脉硬化闭塞者可有相应体征。

病例1　右侧颈内动脉起始部重度狭窄

1. 临床表现

患者男性，65岁，因"反复头昏3个月余"入院。头颅CT提示既往有高血压病史20余年，血压最高达190/100mmHg，药物治疗控制不佳；有长期吸烟史。神经系统查体未见明显异常。

2. 影像学检查

头颅CT：双侧基底核区及脑桥多发点、片状低密度腔隙性梗死灶（图3-16-1）。
颅脑MRI：多发性腔隙性梗死及缺血损害灶，弥散加权成像显示无急性脑梗死（图3-16-2）。
头颈动脉CTA：右侧颈内动脉起始段重度狭窄（图3-16-3）。

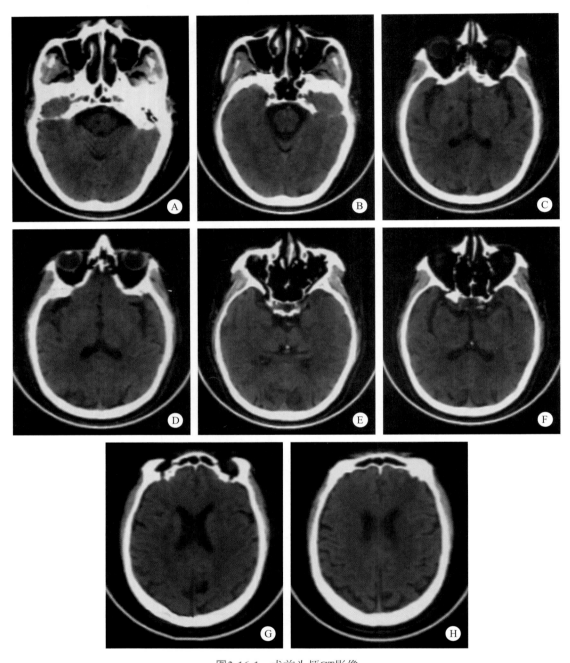

图3-16-1 术前头颅CT影像

A ～ H.显示双侧基底核区及脑桥多发点、片状低密度腔隙性梗死灶

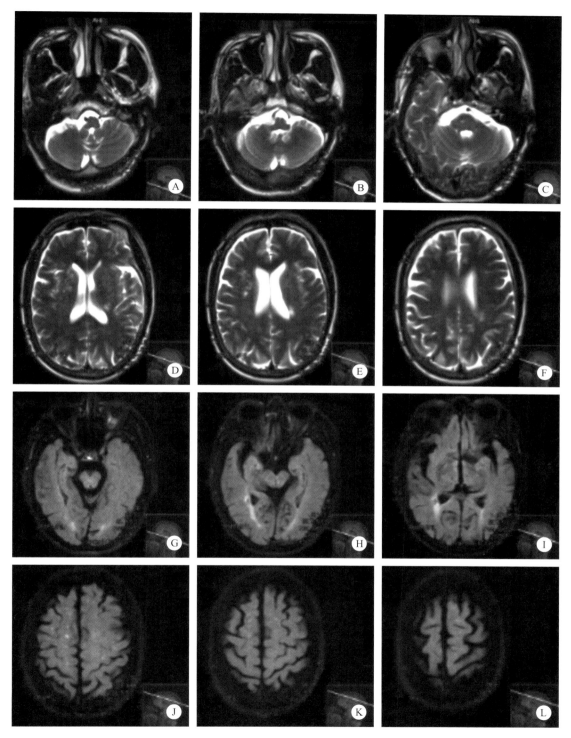

图3-16-2　术前头颅MRI影像

A~F.磁共振T$_2$加权成像见双侧侧脑室旁、双侧基底核区、脑桥多发点、片状稍高T$_2$信号影，提示多发性腔隙性脑梗死及缺血损害灶；G~L.磁共振弥散加权成像DWI未见弥散受限表现，表明无急性脑梗死

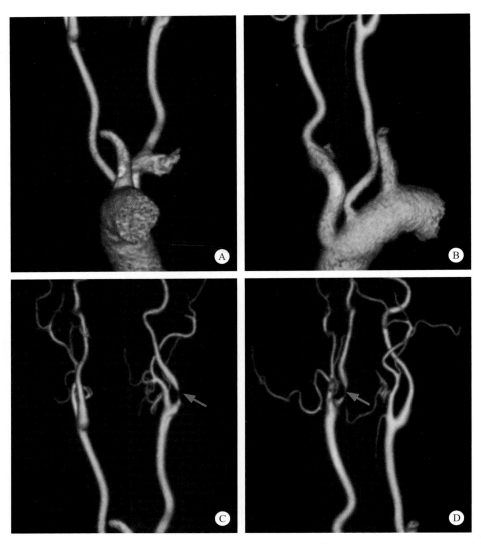

图3-16-3 术前头颈动脉CTA影像

A～D.头颈动脉CTA成像并三维重建影像（A、B.主动脉弓上水平，C、D.颈总动脉分叉水平）显示右侧颈内动脉起始段重度狭窄（红色箭头所示为动脉狭窄段）

3.诊断

（1）右侧颈内动脉起始部重度狭窄。

（2）高血压3级，很高危。

4.治疗

右侧颈内动脉起始部重度狭窄：球囊扩张＋支架置入血管成形术（图3-16-4）。

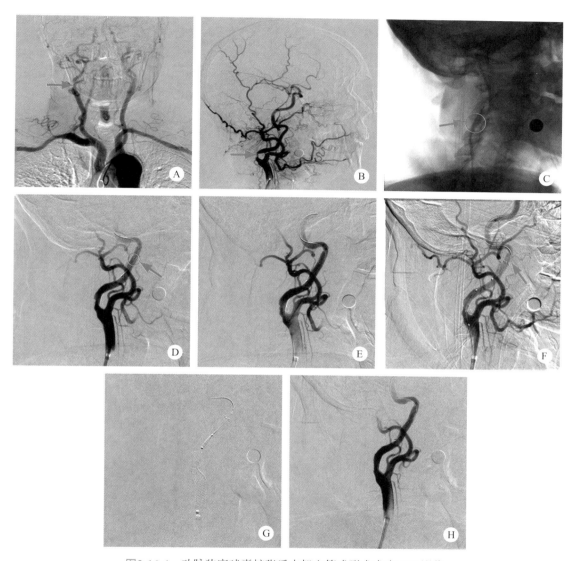

图3-16-4 动脉狭窄球囊扩张后支架血管成形术术中DSA影像

A、B.术中DSA诊断性造影检查明确右侧颈内动脉起始部重度狭窄，主动脉弓上造影（A）和右侧颈总动脉侧位造影（B）显示右侧颈内动脉起始部重度狭窄，显影延迟，狭窄率约80%，并通过前交通动脉向对侧大脑前动脉和大脑中动脉供血（箭头所示为动脉狭窄处）；C～E.在抗栓塞远端保护装置（保护伞）保护下，将球囊扩张导管送达右侧颈内动脉起始段狭窄处，用充盈压力泵系统进行血管狭窄处球囊扩张2次，不减影图像清晰展示充盈球囊位置及形态（C），造影显示管径恢复，从60%（D）到80%（E）（C中红色圈和箭头所示为球囊，D中红色圈和箭头所示为支架远端不透光标记点）；F.经保护伞的导丝将颈动脉支架系统放置到位，覆盖右侧颈内动脉起始段狭窄处和颈总动脉远端（F中箭头所示为打开的支架）；G.造影见支架到位良好后释放支架，不减影图像清晰展示保护伞和支架的位置及形态；H.支架完全打开后即刻造影显示右侧颈内动脉管径恢复>90%，支架内血流得到明显改善

5. 术后随访

术后患者清醒，生命体征平稳，即刻复查造影显示狭窄动脉管径恢复>90%，血流通畅。术后当天复查头颅CT平扫，提示较术前无明显改变，未见新鲜脑梗死灶及术后并发出血病灶（图3-16-5）。

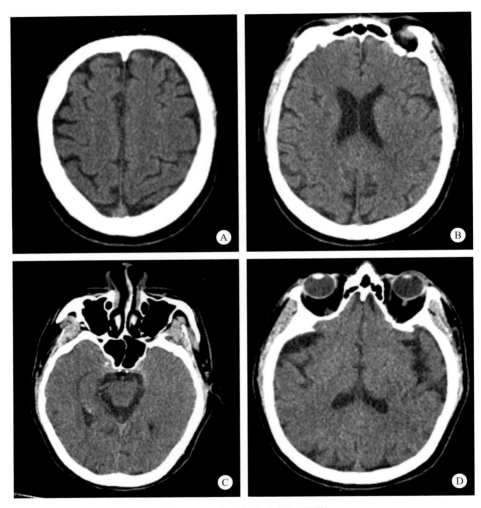

图3-16-5 术后复查头颅CT影像

A～D.患者术后当天复查头颅CT平扫，提示较术前无明显改变，未见新鲜脑梗死灶及术后并发出血病灶

病例2 右侧颈内动脉眼动脉段以远闭塞（进展性）

1. 临床表现

患者男性，43岁，因"左侧肢体活动不灵便2个月余，再发加重20余天"就诊。头颅

MRI提示右侧颞枕叶片状新发梗死灶；头颈部CTA提示右侧颈内动脉海绵窦段血管管腔狭窄。既往发现血压升高2个月，无饮酒史，无吸烟史。入院查体：BP 125/91mmHg，神志清，对答切题，轻度构音不良，双侧鼻唇沟对称，伸舌居中，左侧肢体肌力3级，右侧肢体肌力5级，肌张力正常，双侧Babinski征阴性。

住院期间病情反复，再次发生脑梗死，左侧肢体活动不灵便加重，伴口角歪斜、言语不清、头痛。查体：HR 84次/分，BP 108/84mmHg，意识清，言语稍含混，左侧鼻唇沟变浅，口角向右偏斜，右侧肢体肌力正常，左上肢肌力远端0级、近端3级，左下肢肌力3级，病理反射未引出。病情变化当日行急诊CT：未见出血；行急诊头颅MRI：右侧顶叶多发新鲜梗死灶。

2. 影像学检查

2017年6月9日头颅MRI＋DWI：右侧颞枕叶交界区、右侧颞顶叶皮质及皮质下、左侧基底核区急性期脑梗死（图3-16-6）。

8月15日头颅CTA：右侧颞枕叶大片低密度影、左侧基底核区梗死；双侧颈内动脉海绵窦段局部血管壁钙化，右侧颈内动脉海绵窦段血管管腔狭窄。

9月1日头颅MRI：右侧额颞顶枕叶陈旧性梗死后改变，右侧顶叶出现较新鲜斑片状梗死灶；双侧额顶叶少许腔隙性梗死及缺血损害灶，左侧侧脑室旁小软化灶形成，周边胶质增生（图3-16-7）。

9月4日头颈动脉CTA：右额颞顶枕叶片状脑梗死；右侧颈内动脉虹吸段钙化斑及混合斑块，管腔中度狭窄；左侧颈内动脉虹吸段钙化斑，管腔轻度狭窄；右侧大脑中动脉M2段以远管腔较对侧纤细、分支减少（图3-16-8）。

9月11日CT脑灌注成像（CTP）：右侧额顶叶脑灌注较对侧减低，脑血容量、血流量减少，平均通过时间及达峰时间延长（图3-16-9）。

9月12日复查头颅MRI：右侧额颞顶枕叶陈旧性梗死后改变，出血已基本吸收；右侧顶叶斑片状梗死灶（亚急性期）；双侧额顶叶少许腔隙性梗死及缺血损害灶，左侧侧脑室旁小软化灶形成，周边胶质增生，同前（图3-16-10）。

9月13日在局部麻醉下行DSA全脑血管造影：右侧颈内动脉虹吸段中度狭窄，狭窄率约50%；左颈内动脉虹吸段轻度狭窄。继续氯吡格雷、瑞舒伐他汀缺血性卒中二级预防治疗。

9月15日病情进展，再次出现脑梗死（右侧额叶、基底核区、颞顶叶再次发生新鲜脑梗死，图3-16-11）。

9月22日复查头颈动脉CTA：右额颞顶枕叶多发脑梗死；右侧颈内动脉虹吸段钙化斑及软斑块，管腔重度狭窄；左侧颈内动脉虹吸段钙化斑，管腔轻度狭窄；右侧大脑前动脉中段及右侧大脑后动脉中远段管腔中度狭窄（图3-16-12）。

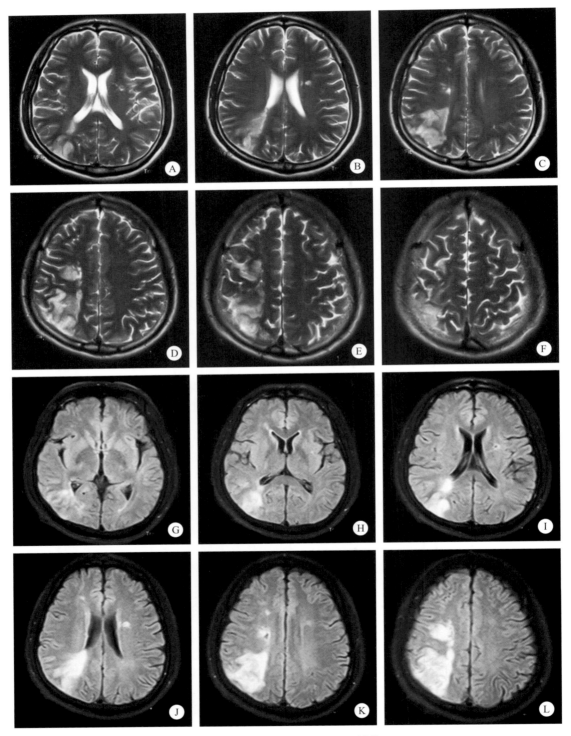

图3-16-6　首次发病时头颅MRI影像

A～F.患者首次发病时头颅MRI T$_2$加权成像显示右侧颞枕叶交界区、右侧颞顶叶皮质、左侧基底核区团片状、点状T$_2$高信号影；G～L.弥散加权DWI成像病灶弥散明显受限，呈高信号影，提示为急性期脑梗死

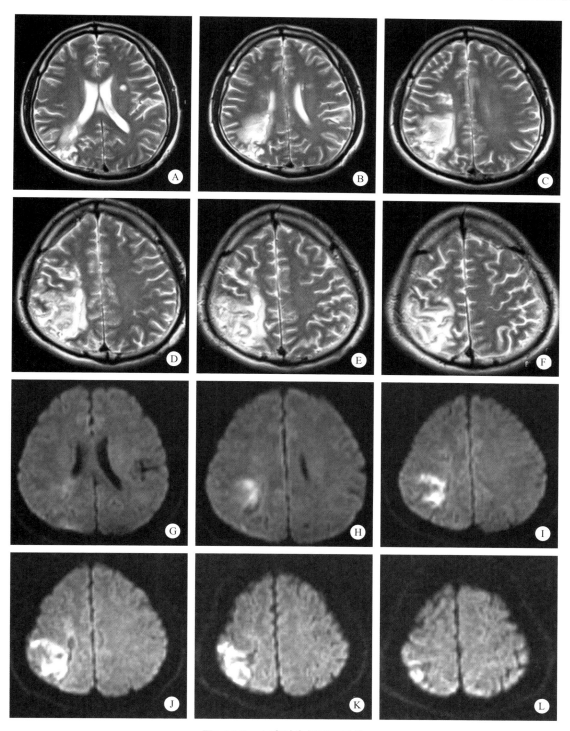

图3-16-7　入院时头颅MRI影像

A～F.患者首次发病后2个月余临床症状再发加重，入院后行头颅MRI检查，T$_2$加权成像显示右侧额颞顶枕叶陈旧性梗死后改变，右侧顶叶出现较新鲜斑片状梗死灶；G～L.弥散加权DWI成像提示右侧顶叶病灶弥散明显受限，呈高信号斑片影

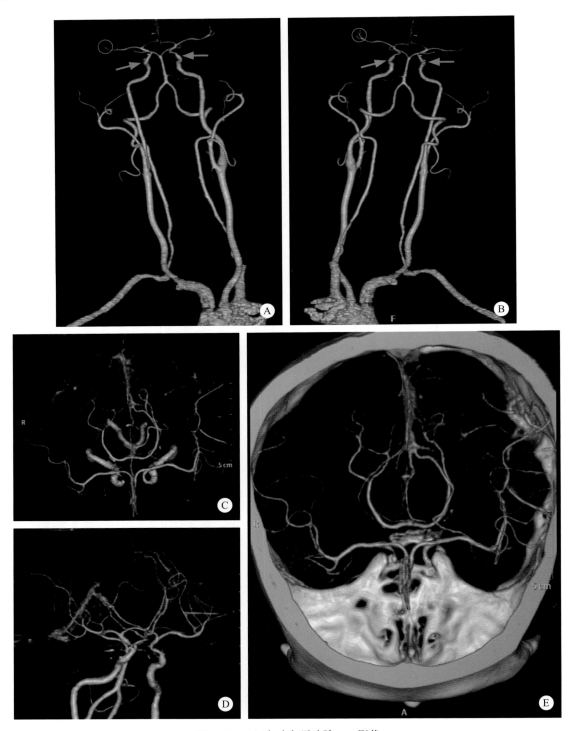

图3-16-8 入院时头颈动脉CTA影像

A～E.头颈动脉CTA成像并三维重建影像显示右侧颈内动脉虹吸段钙化斑及混合斑块,管腔中度狭窄;左侧颈内动脉虹吸段钙化斑,管腔轻度狭窄;右侧大脑中动脉M2段以远管腔较对侧纤细、分支减少(箭头所示为双侧颈内动脉虹吸段病变,圆圈所示右侧大脑中动脉M2段病变)

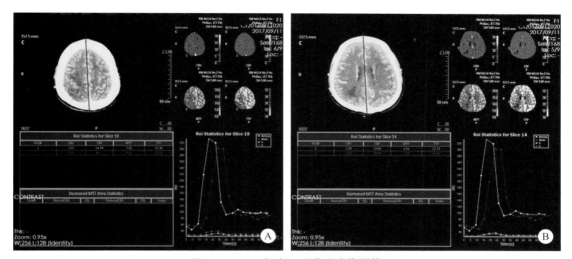

图3-16-9 入院时CT脑灌注成像影像

A、B.右侧额顶叶脑灌注较对侧减低，脑血容量、血流量减少，平均通过时间及达峰时间延长

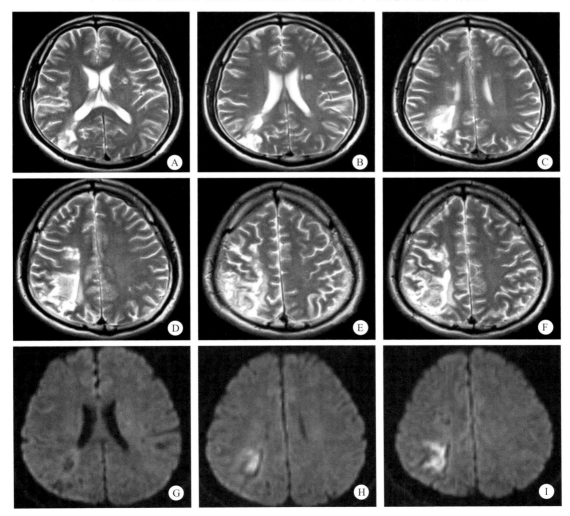

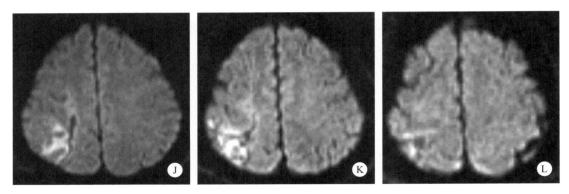

图3-16-10　入院后第10天复查头颅MRI影像

A～F.患者入院后予以急性脑梗死规范药物治疗10天复查头颅MRI，T₂加权成像显示右侧额颞顶枕叶陈旧性梗死后改变；
G～L.弥散加权DWI成像见右侧顶叶病灶信号强度减弱，提示右侧顶叶斑片状梗死灶进入亚急性期

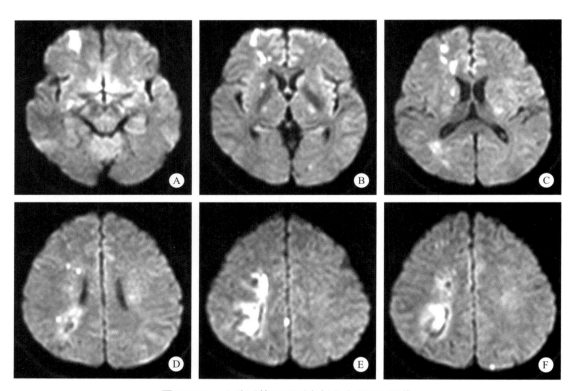

图3-16-11　入院后第13天再次复查头颅MRI影像

A～F.患者入院后第13天病情进展，临床症状加重，再次复查头颅MRI，弥散加权DWI成像显示右侧额叶、基底核区、颞顶叶
再次发生新鲜脑梗死

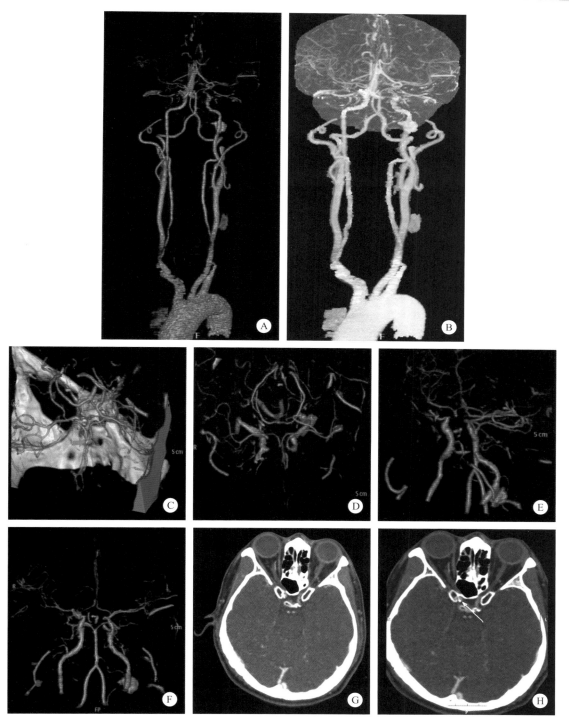

图3-16-12 再发脑梗死后头颈动脉CTA影像

A~F.患者再发脑梗死后复查左侧颈内动脉旋转造影三维重建显示右侧颈内动脉虹吸段钙化斑及软斑块，管腔重度狭窄；左侧颈内动脉虹吸段钙化斑，管腔轻度狭窄；右侧大脑前动脉中段管腔中度狭窄（C图中红色箭头所示为病变动脉管腔最狭窄处）。G、H.不减影增强扫描像上可见右侧颈内动脉虹吸段重度狭窄并钙化斑形成（H图中白色箭头所示为狭窄动脉内钙化灶）。CTA提示右侧颈内动脉狭窄程度较前加重，规范药物治疗效果不佳

3. 诊断

（1）右侧颈内动脉眼动脉以远闭塞（进展性）。
（2）左侧颈内动脉虹吸段轻度狭窄。
（3）多发性脑梗死。
（4）动脉粥样硬化。
（5）高血压3级，很高危。

4. 治疗

右侧：球囊扩张＋支架置入血管成形术。右侧颈内动脉在粥样硬化基础上管腔中重度狭窄，并快速进展至完全闭塞，造影显示侧支循环代偿差，药物治疗下病情无好转，仍反复多次发作脑梗死，致神经功能及认知功能进行性下降，已严重威胁患者的生活质量，CTP已提示右侧额颞顶叶灌注不足，故采取球囊扩张闭塞段再通后，支架置入血管成形术。左侧：左侧颈内动脉亦存在粥样硬化，斑块钙化相对稳定，管腔狭窄程度较轻，且复查造影显示无明显进展，故暂不予手术处理，仍维持药物治疗并定期复查（图3-16-13～图3-16-15）。

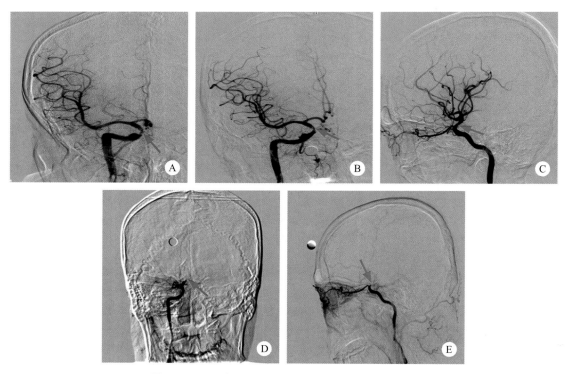

图3-16-13　右侧颈内动脉进展性闭塞术前DSA影像

A～C.患者入院后第一次DSA血管造影检查，右侧颈内动脉正位动脉早期（A）、动脉中期（B）和侧位动脉中期（C）显影见右侧颈内动脉虹吸段中度狭窄，狭窄率约50%；D、E.住院期间病情进展，再次发生脑梗死，再次行右侧颈内动脉正位（D）和侧位（E）DSA诊断性造影表明右侧颈内动脉眼动脉段以远完全闭塞，同侧颈外动脉向颅内代偿差（箭头所示为右侧颈内动脉狭窄处逐渐进展为完全闭塞）

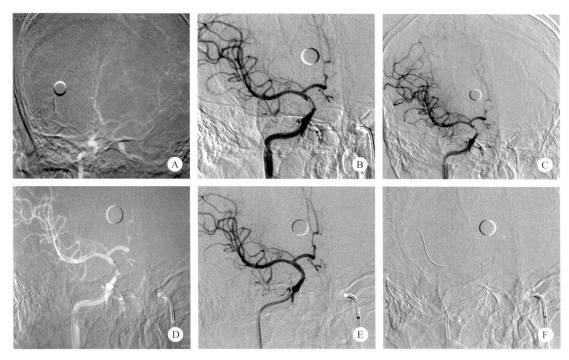

图3-16-14 进展性动脉闭塞球囊扩张并支架血管成形术中DSA影像

患者脑梗死急性期过后，行动脉闭塞球囊扩张并支架血管成形术。A.选择性插管于右侧颈内动脉岩骨段，微导丝带微导管通过闭塞血管段到达大脑中动脉上干M2段，顺导丝将MicoPort Apollo 3.0mm×13mm球囊扩张支架定位于闭塞段；B、C.球囊缓慢加压充盈扩张两次；D.在路径图上可清晰显示微导丝位置及球囊扩张支架近端和远端不透光标记点；E.释放支架，远端在颈内动脉末端，近端在眼动脉开口前1mm处，经造影证实支架打开完全、贴壁良好；F.不减影图像上可清楚显示微导丝及球囊扩张支架位置和形态

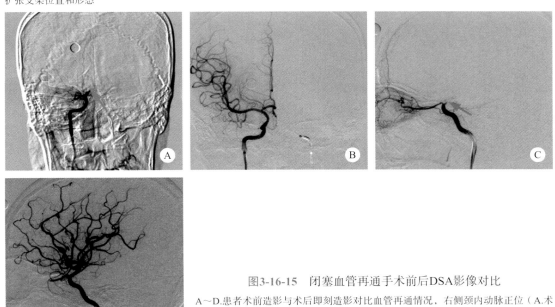

图3-16-15 闭塞血管再通手术前后DSA影像对比

A～D.患者术前造影与术后即刻造影对比血管再通情况，右侧颈内动脉正位（A.术前，B.术后）、侧位（C.术前，D.术后）显示闭塞段血管再通，血流明显改善，颈内动脉远端各主要分支血管显影，大脑前动脉、中动脉显影良好（箭头所示为血管再通术前颈内动脉闭塞残端）

5. 术后随访

手术结束即刻复查造影显示闭塞段管腔恢复至90%以上，血流通畅，大脑前动脉、中动脉显影良好。麻醉复苏后，患者生命体征平稳，双侧瞳孔等大等圆，带气管插管入MICU观察治疗。术后即刻复查头颅CT：右侧额颞顶叶高密度影（造影剂滞留与出血鉴别）。动态复查头颅CT：高密度影逐渐消失，无占位效应（图3-16-16～图3-16-18）。

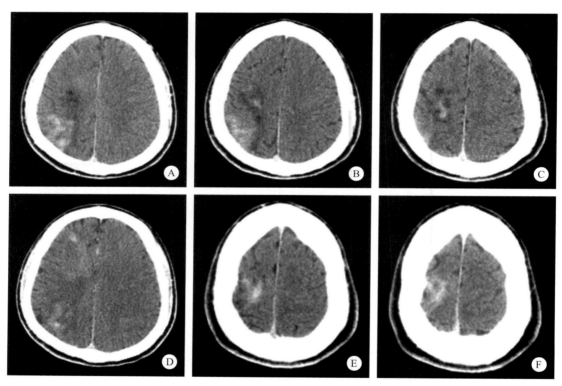

图3-16-16　术后即刻复查头颅CT影像

A～F.右侧额颞顶叶团片状高密度影，造影剂滞留与出血鉴别

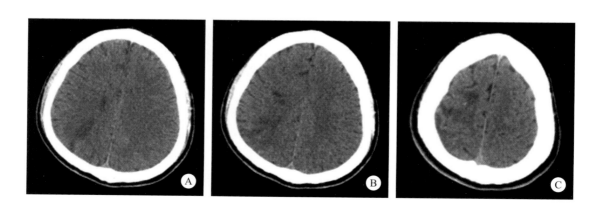

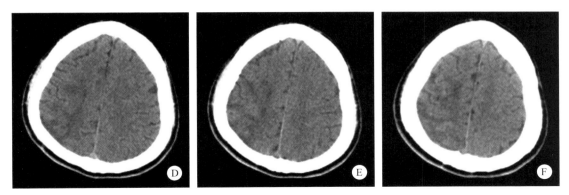

图3-16-17　术后6h复查头颅CT影像

A～F. 右侧额颞顶叶团片状高密度影明显吸收变淡，无占位效应

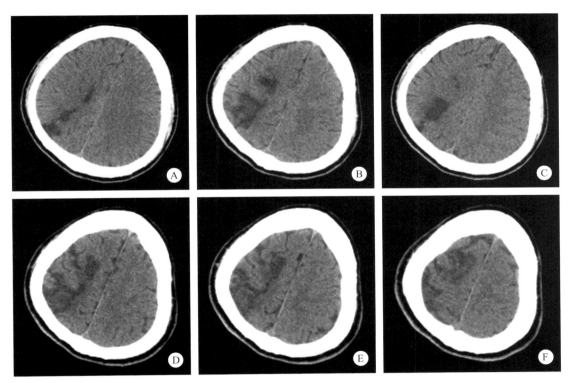

图3-16-18　术后24h再次复查头颅CT影像

A～F. 右侧额颞顶叶团片状高密度影完全消失，残留原梗死后慢性期及软化病灶